SCORPIO

DR. MED. MICHAEL SPITZBART

ENTSCHLÜSSELN SIE IHREN GESUNDHEITSCODE

MIT DEM MINIMUMGESETZ FIT UND VITAL OHNE CHEMIE

SCORPIO

INHALT

1. EINFÜHRUNG

Das Minimumgesetz, eine Alternative zur Medikamenten-Medizin

In unserer Medizin muss sich dringend etwas ändern. Denn: Geschieht wirklich immer alles zum Wohle des Patienten? Oder regiert doch mehr der Kommerz? Die traurige Wahrheit lautet: In vielen Fällen schadet unsere Medizin mehr, als dass sie nutzt. Was wie ein Kalauer aus einem Kabarett-Stück klingt, ist leider tierischer Ernst: Wenn etwa das wissenschaftliche Institut einer großen Krankenkasse berichtet: »*Je höher die Arztdichte in einer Region, umso geringer ist die Lebenserwartung.*«[1] Und aus Kreisen der deutschen Krankenkassen ist zu hören, dass man besser nicht im Einzugsgebiet eines Krankenhauses wohnen solle, denn dann steige die Wahrscheinlichkeit, häufiger operiert zu werden oder sogar früher zu sterben. Keine Operation ohne Risiko!

Eine halbe Million Krankenhausbetten gibt es in Deutschland. Die müssen gefüllt werden. Etwa 130 000 Betten stehen im Jahresdurchschnitt leer. Dadurch entsteht Kostendruck. Um den zu mindern, wird Laufkundschaft gerne mal in Liegekundschaft verwandelt. Auch niedergelassene Ärzte wie Orthopäden haben oft Belegbetten im Krankenhaus und raten naturgemäß viel häufiger zu Operationen und Gelenkspiegelungen als deren Kollegen, die rein konservativ behandeln und nur für die wirklich notwendigen Operationen ans Krankenhaus überweisen. Privatpatienten müssen da ganz besonders aufpassen, denn von ihnen lebt der Kassenarzt. Durch die Kassenmedizin kann er die laufenden Kosten decken. Das Sahnehäubchen sind die Privatversicherten. Im Krankenhaus »genießen« sie dann die Chefarztbehandlung, obwohl sie beim 1. Oberarzt meist besser aufgehoben wären. Das gilt ganz besonders bei Operationen. Selbst kleine Krankenhäuser legen Wert darauf, dass der Chefarzt einen Professorentitel führt. Das bedeutet, die Chefs kommen aus irgendeiner Forschungsabteilung eines wissenschaftlichen Elfenbeinturms und haben vom Tagesgeschäft praktisch keine Ahnung. Wenn dann so ein verkopfter Wissenschaftler mit 50 Jahren das erste Mal das Skalpell in die Hand bekommt, kann man nur hoffen, dass der praktisch erfahrene Oberarzt danebensteht und ihm die Hand führt. Da geht man doch besser gleich zum Oberarzt.

Besonders viel Geld verdienen die Krankenhäuser mit belegten Intensivbetten. So kann es schon einmal passieren, dass gar nicht so schwer Kranke intensiv behandelt werden. Noch schlimmer ist es, wenn das Leben hochbetagter oder aussichtslos kranker Menschen auf der Intensivstation qualvoll verlängert wird.

Insgesamt wird viel zu viel behandelt, verordnet, geröntgt und operiert. Die Skandinavier, die im Schnitt nur vier Arztkontakte pro Jahr haben, leben länger als die Deutschen mit statistisch 17 Arztbesuchen. Dubiose Medikamente werden für Milliarden jährlich verordnet – oft ohne jeglichen Nutzen. Wer beispielsweise aus Versehen einmal zu einem Kardiologen geht, der kommt immer mit den gleichen Verordnungen wieder heraus: Auf dem Rezept stehen ein Blutfettsenker, ein

Blutdrucksenker sowie ein Blutverdünner. Mich würde es nicht wundern, wenn die Rezepte schon vor Ihrem Besuch im Voraus ausgefüllt würden und nur noch Ihr Name eingesetzt wird.

Die Wirkung ist meist geringfügig, die Nebenwirkungen dagegen sind zahlreich. Auch wenn die einzelnen Medikamente bezüglich ihrer Nebenwirkungen in der Regel ausführlich getestet werden, fehlt die Untersuchung bei der gleichzeitigen Verordnung mehrerer Präparate. Dafür existieren keine Studien. Zu den Nebenwirkungen kommen jetzt nämlich zusätzlich die Interaktionen, und die Behandlung ist nun ein reines Glücksspiel. Oft geht es meinen Patienten schon allein deswegen besser, weil ich ihre viel zu lange Liste an Medikamenten auf ein Minimum zusammenschrumpfen lasse.

Hinzu kommt, dass die Pharmafirmen die Wirksamkeit der *eigenen* Medikamente beweisen. Ein Schelm, wer Böses dabei denkt. Es existiert keine unabhängige »Stiftung Warentest« für Arzneimittel. Ende 2014 wurden viele Medikamente vom Markt genommen, weil unsere Pharmafirmen indische Subunternehmen damit beauftragt hatten, die Wirksamkeit unserer Medikamente mit Studien zu belegen. Und da ist nicht alles mit rechten Dingen zugegangen. Wie sich herausstellte, waren die Studien gefälscht. Und mit solchen gefälschten Studien arbeiten dann die Pharmareferenten und die Vortragenden auf den Ärztekongressen. Aber auch viele unserer inländischen Studien sind getürkt. Die meisten Universitäten bestätigen, dass ein Großteil der dort laufenden Studien von der Pharmaindustrie finanziert wird. Staatsmittel stehen nicht zur Verfügung. Laut der renommierten Zeitschrift *Nature* manipuliert jeder dritte wissenschaftliche Autor seine Ergebnisse, um den Interessen der Auftraggeber gerecht zu werden.[2] Darüber berichtete auch das *Deutsche Ärzteblatt:* »Jeder Dritte ist unredlich«[3]. Und die Bundesregierung beschloss im Juli dieses

Jahres ein Gesetz, dass Ärzten, Apothekern, Physiotherapeuten und anderen Dienstleistern im Gesundheitswesen für Bestechung bis zu fünf Jahren Haft drohen.

Die Ärzte verordnen die Präparate mit reinem Gewissen und wollen damit auch wirklich das Beste für ihre Patienten. Was sie nicht wissen, ist, dass sie schon lange einer geschickten Gehirnwäsche unterliegen, die oft bereits im Studium beginnt.

Selbstverständlich gibt es auch tolle und lebensrettende Medikamente: Antibiotika beispielsweise sind eine segensreiche Entdeckung. Dafür gab es sogar einen Nobelpreis in Medizin. Dass sie heute allerdings zu häufig und vorschnell verordnet werden, steht auf einem ganz anderen Blatt. Durch die prophylaktische Anwendung unter anderem auch in der Massentierhaltung haben wir multiresistente Keime, die den Hygienikern in den Krankenhäusern das Leben schwer machen.

Unterm Strich stellt die Medizin einen Milliardenmarkt dar, auf dem sich nicht nur Gutmenschen tummeln. Um nicht zum Spielball zu werden, ist viel Eigenverantwortung und kritische Zusatzinformation gefragt. Hinterfragen, Perspektiven wechseln, querdenken und dann eigenverantwortlich handeln – dabei soll Sie dieses Buch unterstützen. Es soll Ihnen zeigen, wo Knackpunkte liegen und wo ich eine Alternative zu unserem Gesundheitssystem sehe. Nämlich im sogenannten Minimumgesetz. Es zeigt Ihren Gesundheitscode oder vielmehr Ihre Achillesferse auf. Und an dieser Stelle lässt sich ohne Chemie, rein mit natürlichen Stoffen ansetzen, damit Sie fit und vital bleiben.

Das ist meine feste Überzeugung, und es bringt meist nur wenig, sich seines Gesundheitszustandes durch Screenings, Impfungen und durch die Einnahme von Medikamenten zu versichern. Stattdessen sollte jeder Einzelne, der daran interessiert ist, dauerhaft gesund zu bleiben, seinen Gesundheitscode entschlüsseln. Konkret heißt das: Sie sollten sich vergewissern, dass Körper und Geist optimal mit den 47 essenziellen Substanzen versorgt sind. Essenziell heißt lebensnotwendig. Fehlt eine Substanz ganz, ist man tot. Bei einem Mangel gibt es einen fließenden Übergang von sinkender Leistungsfähigkeit, Müdigkeit, Infektanfälligkeit bis zur manifesten Erkrankung. Leider stellen diese Substanzen den blinden Fleck im Auge der Medizin dar. Lebensnotwendige Stoffe sind nicht von Interesse. Und gegen die Krankheiten gibt es ja reichlich Medikamente. Durch die Bestimmung von Defiziten kann man jedoch den wahren Ursprung von vielen Krankheiten und möglichen Wehwehchen finden und durch deren Substitution den Gesundheitszustand wiederherstellen.

Die Grundlage dieser Überlegung ist das Minimumgesetz, mit dem dieses Buch startet. Das Minimumgesetz stammt aus der Agrarwissenschaft und besagt, dass sich ein Organismus nur so weit entwickeln kann, wie es seine knappste Ressource erlaubt. Ähnlich wie eine Regentonne mit unterschiedlich langen Dauben (das sind die Längshölzer, aus denen ein Fass besteht, siehe Abbildung Seite 21): Sie lässt sich nur bis zur Höhe der kürzesten Daube (unsere Achillesferse) füllen. Hier liegt unsere Gesundheit, unsere Leistungsfähigkeit und unsere positive Stimmungslage begründet. Hier versteckt sich also unser Gesundheitscode. Bei meinem Check-up messe ich, ob alle essenziellen Stoffe im Körper des Patienten ausreichend vorhanden sind oder eben entsprechend ausgeglichen werden müssen. Je nach Beschwerdebild kann man bei der Anamnese die zu messenden Stoffe auch eingrenzen.

Noch einmal, weil es so wichtig ist: Essenziell heißt lebensnotwendig. Offiziell sind wir mit diesen essenziellen Substanzen per Definition immer ausreichend versorgt, wie uns eine Vielzahl Ernährungswissenschaftler glauben macht, darum muss man diese Substanzen ja auch nie messen. Falls dann doch einmal ein Mangel auftaucht, der uns zunächst immer müder und abgespannter werden und später sogar ernsthaft krank werden lässt, kann das ja nie an einem Defizit dieser natürlichen Stoffe liegen. Nein. Das steht gar nicht zur Debatte, schließlich gibt es ja genügend Medikamente. Für jede Krankheit mindestens eine Pille, Spritze, Therapie oder Creme. Doch wussten Sie, dass man fast jedes Medikament durch natürliche Substanzen ersetzen kann?

Das mag sich für Sie vielleicht etwas zu einfach anhören, aber es ist so. Das Problem ist nur: Natürliche Substanzen lassen sich nicht patentieren. Das macht sie für die Pharmaindustrie und ihre Lobbyarbeit bei Ärzten, Kliniken und Kassen uninteressant. Doch gegen Migräne zum Beispiel helfen hohe Dosen Magnesium statt Schmerzmittel. (Achtung! Man muss Magnesium nicht nur einnehmen, sondern auch den Blutspiegel kontrollieren lassen: Er muss wirklich im oberen Normbereich liegen. Erst dann ist man gegen Migräne gefeit.) Bei Rückenschmerzen sind statt Spritzen mit Cortison oder Diclofenac Gymnastik und Muskelaufbau wesentlich effektiver. Workout setzt nicht am Symptom an, sondern heilt wirklich.

Mein Verständnis vom Arztsein ist nicht, Krankheiten zu behandeln. Nein. Wir sollten unsere Gesundheit so optimieren, dass wir gar nicht erst krank werden. Das beginnt beim Check-up der eigenen Gesundheit – inspiriert vom Minimumgesetz. Es bezieht aber auch ein, dass wir uns grundsätzlich mit der eigenen Gesundheit auseinandersetzen und uns, wie in Kapitel acht abgehandelt, fragen: Wie vermeide ich Stress, wie ernähre ich mich richtig, wie sorge ich für mich, wie treibe ich Sport und wie denke ich?

Welche Denk-Brille wir aufhaben, hat einen starken Einfluss auf unsere Gesundheit. Das bestätigt auch die Psychoneuroimmunologie, ein junger medizinischer Zweig. Wie jeder einzelne über sich und sein Leben denkt, hat einen großen Einfluss auf sein Immunsystem. Mehr dazu erfahren Sie in Kapitel zehn, in dem es darum geht, wie Psychoneuroimmunologie wirkt und welche Impfungen sinnvoll sind und welche nicht. Wie Sie Alltagsgifte vermeiden, verrät Kapitel neun. Denn auch sie bergen Risiken für unsere Gesundheit, ebenso wie – hätten Sie's gedacht? – Früherkennungsverfahren.

Natürlich ist etwa Krebs eine schleichende Gefahr, die jeder so früh wie möglich erkannt haben möchte. Auch Ärzte und Gesundheitssystem werden nicht müde, darauf hinzuweisen, was sich alles mit entsprechenden Screenings machen lässt. Doch diese sind auch ein sehr einträgliches Geschäft, bei dem nicht immer nur das Wohl des Patienten im Vordergrund steht. Daher widme ich mich auch diesem Thema, der vermeintlich so notwendigen Vorsorge. Sicherlich gibt es ganz wichtige Screenings, zu denen auch ich rate. Doch wir sollten hier ganz genau hinsehen und uns klar werden, was sich hinter den Früherkennungsmaßnahmen verbirgt und wie wir in Zukunft damit bewusster umgehen. Darum geht es in Kapitel drei. Die echte Primärprävention beginnt jedoch bei unserem Gesundheitscode, den ich in Kapitel zwei unter dem Minimumgesetz beschreibe. Und wer weiß, dass Krankheiten sich an der Achillesferse, an den Schwachpunkten unseres Organismus einschleichen, kann viel gezielter und vorausschauender handeln und wirklich für seine Gesundheit sorgen. Zusätzlich kann er seine Leistungsfähigkeit optimieren, und etwas mehr Energie kann schließlich jeder von uns gebrauchen!

Mit »Entschlüsseln Sie Ihren Gesundheitscode« möchte ich Sie dazu einladen, einen anderen, einen bewussteren Blick auf Ihre Gesundheit zu werfen und echte Vorsorge ohne Chemie zu betreiben. Dabei wünsche ich Ihnen viel Anregung und gute Unterhaltung.

Ihr
Dr. med. Michael Spitzbart

2. DAS MINIMUMGESETZ: BASIS DES GESUNDHEITSCODES

Das Minimumgesetz zeigt, wo die Achillesferse eines Systems liegt und wo Handlungsbedarf besteht. Ein Überblick.

Wie ich schon in der Einführung erklärt habe, ist im Minimumgesetz die Gesundheit eines jeden Organismus verankert – auch die des Menschen. Anders ausgedrückt, besagt das Minimumgesetz, wo sich die neuralgische Stelle, die Achillesferse unseres Organismus, befindet, die über Gesundheit und Krankheit entscheidet. Diese Stelle, und damit den limitierenden Faktor unseres Organismus, gilt es zu finden und möglichst schnell auszugleichen. Denn der Stoff, der im Körper am wenigsten vorhanden ist, stört sein Gleichgewicht und damit unsere Gesundheit. Ähnlich wie bei einer Regentonne gilt: Ist eine Daube kürzer als alle anderen, lässt sich die Tonne nur bis zu der Daube mit der geringsten Höhe füllen, da genau an dieser Stelle das Wasser aus dem Fass fließt – unabhängig davon, wie viele gute, aufbauende Stoffe ich an anderer Stelle zuführe. Erst muss also dieser Niedrigstand ausgeglichen werden, um die vollständige Kraft und das Fassungsvermögen wiederherzustellen, sonst fließen dort, an diesem Leck, immer Kraft,

Energie und Gesundheit ab. Diese Gesetzmäßigkeit, die für jeden Organismus gilt, kommt aus der Agrarwissenschaft. Der Pionier Carl Philipp Sprengel (1787–1859) hat sie 1826 entdeckt.

Machen wir einen kleinen Ausflug in die Historie und sehen uns an, in welchem Zusammenhang das Minimumgesetz entstand und was genau sich dahinter verbirgt.

Die Wurzeln des Minimumgesetzes

Es war eine Zeit des Fortschritts, der industriellen Revolution, der Eisenbahn und der Dampfschifffahrt, in die Carl Philipp Sprengel als Sohn eines hannoverschen Postverwalters geboren wurde. Sprengel wuchs auf dem Halbmeierhof seines Vaters auf und hatte schon früh den Wunsch, Landwirt zu werden. Mit 15 Jahren begann er am Landwirtschaftlichen Lerninstitut von Albrecht Daniel Thaers in Celle seine Ausbildung und arbeitete danach als Wirtschaftsinspektor und Berater auf Gutsbetrieben in der Oberlausitz, in Thüringen, Schlesien und Sachsen. In den Wintermonaten studierte er Sprachen in Dresden und hörte Vorlesungen über Chemie. Um die besten Methoden im Landbau kennenzulernen, unternahm Sprengel Studienreisen durch Deutschland, in die Niederlande, nach Frankreich, Belgien und in die Schweiz. All diese Erfahrungen brachten ihn zu dem Schluss, dass sich – ganz im Zeichen des Fortschrittsgeistes – die Erträge der Kulturpflanzen steigern ließen, wenn die neuen Erkenntnisse der Naturwissenschaften Eingang in die landwirtschaftliche Praxis fänden. In Zukunft könne nur derjenige ein erfolgreicher Landwirt sein, der auch eine naturwissenschaftliche Ausbildung besäße, schlussfolgerte der Agrarwissenschaftler und begann mit 34 Jahren an der Universität Göttingen Chemie, Physik, Botanik, Mineralogie, Geologie und Mathematik zu studieren.

Nach einer hervorragenden Prüfung in den Fächern Chemie und Oeconomie wurde er zum Dr. phil. promoviert und hielt im Wintersemester 1827/28 eine fünfstündige Vorlesung über »Agricultur-Chemie« ab: die erste Vorlesung über dieses Fachgebiet an einer deutschen Universität.

Es folgten weitere Studienreisen und ein zweibändiges Lehrbuch über Agrikulturchemie. Die meiste Zeit jedoch analysierte Sprengel im Labor Böden, Pflanzen und Düngemittel und widerlegte die bis dahin allgemein anerkannte Humustheorie. Diese Theorie fußte auf der Annahme, Pflanzen könnten sich nur von solchen Stoffen ernähren, die ihnen gleichartig wären, etwa Humus. Sprengel wies allerdings nach, dass die düngende Wirkung des Humus insbesondere von den in ihm enthaltenen Nährstoffen herrührt.

Diese Erkenntnis warf die Frage auf: Welche Stoffe und Mineralstoffe mussten als lebensnotwendige Nährstoffe angesehen werden? Welche als kräftigend und wachstumsfördernd? Sein mehrteiliger, 1828 im *Journal für technische und ökonomische Chemie* veröffentlichter Beitrag unter dem Titel »Von den Substanzen der Ackerkrume und des Untergrundes« beschrieb die neuzeitliche Lehre von der Mineralstoffernährung der Pflanzen. Er ist praktisch die Ausgangsbasis für eine auf naturwissenschaftlichen Grundlagen beruhende Düngerlehre. In diesem Beitrag findet sich auch die Aussage:

> *»Wenn eine Pflanze zwölf Stoffe zu ihrer Ausbildung bedarf, so wird sie nimmer aufkommen, wenn nur ein einziger an dieser Zahl fehlt, und stets kümmerlich wird sie wachsen, wenn einer derselben nicht in derjenigen Menge vorhanden ist, als es die Natur der Pflanze erheischt.«*[4]

Sprengel hatte damit als Erster das »Gesetz vom Minimum« (Minimumgesetz) formuliert – 27 Jahre früher als Justus von Liebig (1803–1873), der berühmte Chemiker und Präsident der Akademie der Wissenschaften in München, der es popularisiert hat. Sprengel hingegen hatte erst einmal Pionierarbeit zu leisten: Er musste dafür sorgen, dass seine Theorie in der Praxis fruchtete, also die zahlreichen Skeptiker überzeugen. Mit Aufsätzen in Zeitschriften oder mit Lehrbüchern gelang das nur wenig, daher sollten Feldversuche seine neue Lehre von der Mineralstoffernährung untermauern. Zu diesem Zweck wollte er in Göttingen eine Experimental- und Musterwirtschaft errichten. Allerdings vergebens. Neue Lehren, vor allem wenn sie dem Mainstream zuwiderlaufen, sind nicht immer leicht durchzusetzen.

Ich kenne dieses Dilemma aus meiner täglichen Praxis, wenn mir Patienten beispielsweise über die Kommentare ihrer Hausärzte zu meiner Therapie berichten. Stellen Sie sich einmal folgenden Sachverhalt vor: Einem Patienten geht es schon längere Zeit schlecht. Oft sind die Beschwerden diffus, gar nicht richtig greifbar. Allgemeines Unwohlsein, Müdigkeit, mangelnde Leistungsfähigkeit und das Gefühl, dass irgendwo eine Handbremse angezogen ist. Nur man findet den Hebel nicht, um sie zu lösen. Der Hausarzt sagt dann gern: »Ja, ja, das ist das Alter. Körperlich fehlt Ihnen nichts. Ihre Blutwerte sind ja alle normal.« Fast regelmäßig finde ich in solchen Fällen durch meine speziellen Messungen einen Mangel an lebensnotwendigen Substanzen. Folgerichtig werden diese nach dem Minimumgesetz gezielt aufgefüllt – bei größeren Defiziten sogar per Infusion. In den meisten Fällen geht es dem Patienten schnell spürbar besser. Und jetzt kommt der Hochmut der Medizin. Häufiger Hausarzt-Kommentar: »Das ist doch alles Scharlatanerie.« Oder: »Wenn Medizin so einfach wäre …« Jeder Bauer ist da schlauer.

Max Planck brachte es auf den Punkt: Es dauert nicht 30, sondern 60 Jahre, bis sich neue wissenschaftliche Ansätze durchsetzen. Denn nach den Professoren müssen erst noch deren Schüler sterben. Dabei sind diese Ansätze ja gar nicht neu. Was Sprengel und Liebig herausgefunden haben, gilt für jeden Organismus, nicht nur für Pflanzen in der Landwirtschaft, und nur mit absoluter Überzeugung und beständigem Glauben gelingt es, Änderungen herbeizuführen, auch wenn der Weg dahin steinig ist.

Sprengel schaffte es, nachdem er zum Professor ernannt worden war, mehrere wegweisende Lehr- und Handbücher geschrieben hatte und als Redakteur arbeitete, im Alter von 52 Jahren, seine Pläne und Ideen zu verwirklichen: 1842 gründete er in Resko ein privates landwirtschaftliches Lehrinstitut, das bald mit staatlichen Mitteln unterstützt wurde. Auf einer großen Versuchswirtschaft konnte Sprengel nun großflächige Düngungsversuche nach seinen eigenen Vorstellungen durchführen. Diese Erfahrungen hielt er in dem dreibändigen Lehrbuch *Meine Erfahrungen im Gebiete der allgemeinen und speciellen Pflanzen-Cultur* fest. Klar, übersichtlich und frei von Spekulationen hat er darin traditionelles Erfahrungswissen und seine neuen wissenschaftlichen Erkenntnisse über den Anbau der wichtigsten mitteleuropäischen Kulturpflanzen zusammengefasst. Selbst heute noch dient das über 1000 Druckseiten umfassende Werk aufgrund seines fundierten Wissens als klassisches Nachschlagewerk.

Was das Minimumgesetz besagt

Das aus der Agrarwissenschaft stammende Gesetz definiert klar, welche Stoffe für das Gedeihen von Pflanzen notwendig sind. Das Minimumgesetz (von lateinisch *minimum,* »das Geringste«) besagt, dass das Wachstum von Pflanzen durch die im Verhältnis knappste Ressource (Nährstoffe, Wasser, Licht, Wärme) eingeschränkt wird. Diese Ressource wird auch als der Minimumfaktor bezeichnet. Ist ein Faktor zu wenig vorhanden, nutzt es nichts, wenn man mehr von den anderen Faktoren zugibt: Man kann den Mangel des einen Faktors so nicht ausgleichen. Die Pflanze gedeiht dadurch nicht besser.

Ein Beispiel: Eine Geranie bekommt gelbe Blätter, die Triebe werden dünn, die Blüten klein und spärlich. Was tun? Wir düngen. Das funktioniert in der Regel auch gut, weil in einem Dünger verschiedene Mineralstoffe sind und einer davon meistens der Stoff ist, der fehlt. In einem Volldünger sind in der Regel Stickstoff, Kalium, Phosphor und Magnesium enthalten. Nur: Fehlt der Pflanze Eisen, hilft es auch nichts, wenn wir die Düngemenge vielleicht noch ein weiteres Mal erhöhen. Die Pflanze wird erst aufblühen, wenn sie Eisen erhält.

Das Gesetz vom Minimum erleichtert das Verständnis vieler Phänomene, egal ob es sich um Pflanze, Tier oder Mensch handelt. Wir alle brauchen neben Wasser, Licht, Wärme und Sauerstoff rund zwölf verschiedene Mineralstoffe zum Leben. Je nach Art allerdings in unterschiedlichen Mengen. Das sind neben Stickstoff, Phosphor, Kalium, Magnesium, Calcium und Schwefel auch Spuren von Eisen, Mangan, Bor, Zink, Kupfer und Molybdän. Alle Stoffe kommen zwar in natürlicher Form im Boden vor. Aber je mehr und je länger Pflanzen im Topf wachsen und kultiviert werden, desto spärlicher können einzelne Nährstoffe vorhanden sein.

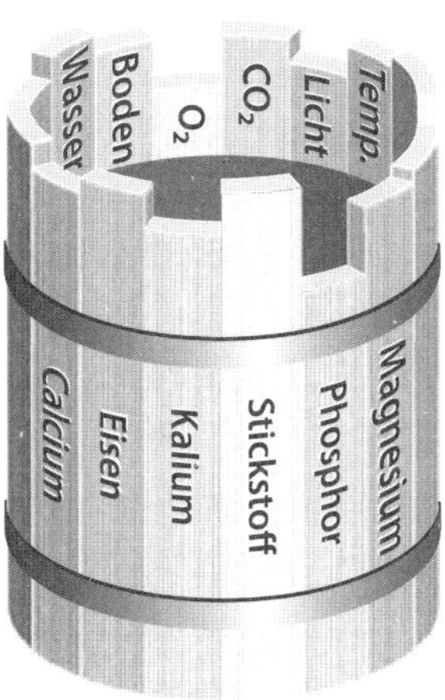

Das Minimumgesetz in der Medizin

Nun sind wir keine Topfpflanzen, aber ebenfalls einem Stoffwechsel unterworfene Lebewesen, und wir brauchen bestimmte Stoffe, um gesund und fit zu sein und es zu bleiben. Obwohl dieses Minimumgesetz banal, simpel und einleuchtend ist, hat es für den menschlichen Organismus anscheinend keine Bedeutung!

Ich beschäftige mich seit meinem Studium mit Biochemie, und im Laufe der Zeit wurde mir immer klarer, dass sich allein durch die Anwendung dieser bekannten Gesetze viele Krankheiten heilen und vorbeugen ließen. Und dass es immer ein, zwei, manchmal auch drei Stoffe sind, die nicht ausreichend vorhanden waren. Ein Mangel an diesen Stoffen brachte den gesamten Organismus ins Trudeln. Ich erkannte, dass in Anlehnung an das Minimumgesetz nicht nur Pflanzen, sondern auch der menschliche Organismus zur optimalen Funktion eine ausgewogene Zufuhr von Wasser, Nährstoffen wie Magnesium, Zink, Selen, essenzielle Aminosäuren, Fettsäuren sowie Vitaminen benötigt.

Fehlernährung, falsche Lebensgewohnheiten, Stress und Übersäuerung führen häufig zu einem Mangel an bestimmten Nährstoffen. Das kann und wird langfristig gesundheitliche Beeinträchtigungen zur Folge haben. Das wissen wir alle. Doch die wenigsten von uns reagieren.

Ein Großteil meiner Patienten kommt schon mit einem erheblichen Leidensdruck in meine Praxis. Sehr oft höre ich: »Herr Doktor, Sie sind meine letzte Hoffnung. Ich war schon bei so vielen Ärzten, keiner konnte mir helfen.« Meine Standard-Antwort: »Das höre ich sehr oft, aber nicht sehr gerne …« Viel lieber ist es mir, wenn die Patienten sich eigentlich wohl und gesund fühlen und nur aus prophylaktischen Gründen zu mir kommen, einfach weil sie wollen, dass dieser

Zustand so bleibt. Bei den Damen läuft man mit dem Grundsatz der Prävention eher offene Türen ein. Männer sind sehr viel schwerer zu überzeugen. Die gehen normalerweise erst dann zum Arzt, wenn sie den Kopf bereits unter dem Arm tragen – oder wenn ihre kluge, liebende Frau sie schon früher zur Untersuchung geschickt hat.

Prävention war immer der Grundgedanke meines Medizinverständnisses. Ich behandle auch sehr viele Profisportler, und die gehen ja nicht nur dann zum Arzt, wenn ihnen etwas fehlt. Oft wollen sie ihre Gesundheit und damit ihre Leistungsfähigkeit optimieren. Ein kluger Gedanke. Und wenn man nur mit diesen essenziellen Substanzen arbeitet, können meine Profisportler jedem Dopingtest entspannt entgegensehen. Grundsätzlich gilt im Profisport alles, was mit einer Injektion zugeführt wird, als Doping. Nicht aber die Verabreichung von lebensnotwendigen Substanzen. Schwangere würde man auch nicht dopen. Aber bei nachgewiesenem Eisenmangel gibt man ihnen Eisen per Infusion. Einfach weil die orale Substitution viel zu lange dauern würde.

Grundsätzlich frage ich bei allen Patienten, die wegen eingeschränkter Energie, Müdigkeit, Antriebs- und Leistungsschwäche, depressiver Verstimmungen, Vergesslichkeit, Konzentrations- und Schlafstörungen sowie chronischer Infekte zu mir kommen, den jeweils spezifischen Gesundheitscode ab. Meist liegt ein Mangel an spezifischen Substanzen vor. (Umgekehrt könnte ich in den meisten Fällen – auch ohne zuvor mit dem Patienten gesprochen zu haben – allein durch das Ergebnis der Analyse seine Beschwerden vorhersagen.) Doch in der Regel mache ich mich nach der Anamnese auf die Suche nach dem jeweiligen Minimumfaktor. Ich nehme dem Patienten Blut ab und lasse es durch Laboruntersuchungen jenseits des Hausarztspektrums analysieren. Getreu unserem Motto: Wir fangen da an, wo der Hausarzt aufhört. Welche Stoffe ich genau überprüfe und was im Einzelnen passiert, wenn sie fehlen, das beleuchte ich in Kapitel vier näher.

Die Laboruntersuchungen zeigen mir, wo sich eine oder vielleicht auch mehrere kurze Dauben verbergen. Gleicht man sie durch natürliche Substanzen aus, so verschwindet manche Krankheit wie von Zauberhand.

Ein banales Beispiel ist das Stresssalz Magnesium. Wird es unter Stress oder durch Sport vermehrt verbraucht und durch normales Essen nicht genügend bilanziert, treten Wadenkrämpfe, Migräne und Tinnitus auf. Auch ein Hörsturz kann daraus resultieren. Tinnitus und Hörsturz werden typischerweise mit angeblich durchblutungsfördernden Infusionen wie Dusodril, Trental oder Cortison behandelt. Mir persönlich ist kein Fall bekannt, bei dem diese Behandlung jemals gefruchtet hätte. Bevor man gar nichts gibt, gibt man Cortison – in meinen Augen ein Armutszeugnis.

Was jedoch fast immer hilft, sind, wie ich innerhalb meiner über 20-jährigen Praxistätigkeit feststellen konnte, Infusionen mit Magnesium. Der Grund: Magnesium entspannt die glatte Muskulatur in den Blutgefäßen und verbessert dadurch die Durchblutung. Migräne bekommt bei hohem Magnesiumspiegel im Blut kein Mensch. Wadenkrämpfe, Tinnitus und Hörsturz verschwinden ebenfalls. In der Regel untersuche ich je nach Krankheitsbild etwa 20 verschiedene Stoffe. Vor allem essenzielle Aminosäuren, Fettsäuren, Spurenelemente und Vitamine. Sie tragen zum Schutz und zur Aufrechterhaltung des Stoffwechsels bei und lassen eine klare Prognose über den Gesundheitszustand eines Menschen abgeben und darüber, wo seine mögliche Achillesferse verborgen ist. Nach dieser Achillesferse zu fahnden und sie zu stärken, das ist der Dreh- und Angelpunkt meiner Medizin. Hier liegt der Schlüssel verborgen, um gesund zu bleiben und nicht in Screenings, Impfungen und der Einnahme von Medikamenten, wie Sie im Einzelnen sehen werden. Der Arzt der Zukunft sollte nicht einzelne Krankheiten (symptomatisch) behandeln, sondern die Gesundheit so optimieren, dass uns keine Krankheit ereilen kann. Natürlich wollen das auch Vorsorgeuntersuchungen. Auch sie sind – so wird uns suggeriert – dazu da, unsere Gesundheit zu gewährleisten. Doch ich sehe Vorsorgeuntersuchungen sehr kritisch und plädiere dafür, genau hinzusehen und den Nutzen im Einzelfall zu hinterfragen. Warum, das erklärt das folgende Kapitel.

3. AUGEN AUF BEI VORSORGEUNTERSUCHUNGEN

Es wirkt so sicher – regelmäßig zum Check-up zu gehen und Screenings durchführen zu lassen. Glauben wir doch, damit Krankheiten abmildern und Schlimmeres verhindern zu können. Aber ist das wirklich so? Hier ein paar Antworten.

Medizinische Vorsorge – das klingt sicher und wird von allen Seiten empfohlen. Seit wir 18 Jahre alt sind, sind uns regelmäßige Kontrolluntersuchungen vom Zahnarzt her bestens bekannt. Das erscheint uns sinnvoll und ist es wohl auch. Kassenpatienten müssen diese jährlichen Untersuchungen gar in ein Bonusheft eintragen lassen, damit ihre Versicherung zahlt, sobald der Zahnarzt bohrt. Das Heft ist ein Nachweis, dass wir mit unserer Gesundheit nicht geschludert und unsere Zähne gepflegt haben. Später ist für Frauen die regelmäßige Kontrolle beim Frauenarzt Standard, die sogenannte Krebsvorsorge. Ab dem 20. Lebensjahr übernimmt die Kasse die Kosten der jährlichen Untersuchung. Mit 30 Jahren tastet der Gynäkologe zusätzlich zur Früherkennung die Brust ab.

Menschen ab 35 Jahren empfehlen Kasse und Arzt dann den »Check-up 35«. Dieser umfasst eine Blutdruckmessung, eine Ganzkörperuntersuchung, die Kontrolle des Urins und eine (oberflächliche) Blutuntersuchung. Dadurch lässt sich ermitteln, ob der Patient an Diabetes, einer Herz-Kreislauf- oder einer Nierenerkrankung leidet. Die Kasse zahlt den Check-up alle zwei Jahre, ebenso wie ein Hautkrebs-Screening, das ab dem 35. Lebensjahr einmal pro Jahr von der gesetzlichen Krankenversicherung empfohlen und übernommen wird. Mit 45 Jahren beginnt für den Mann die Krebsfrüherkennung der Geschlechtsorgane, ein jährlicher Check-up, der für gesetzlich Versicherte kostenlos ist. Und ab 50 Jahren raten Kassen und Schulmediziner zur regelmäßigen Darmkrebsvorsorge und zum Brustkrebs-Screening. Damit scheint Gesundheit sichergestellt und alles getan, um Krankheiten vorzubeugen. Das glauben viele. Doch was bedeutet das wirklich?

Sind wir auf der sicheren Seite, wenn wir wissen, dass wir eventuell einen Tumor ausbrüten, irgendwann Bluthochdruckpatienten werden …? Mal ehrlich, was bedeutet es eigentlich, zur Vorsorge zu gehen? Viele Patienten machen es einfach, weil ihnen ihr Arzt dazu geraten hat, ohne dass sie großartig darüber nachdenken. So wie sie sich und ihre Kinder impfen lassen oder die Medikamente schlucken, die ihnen verschrieben werden. Das ist per se nicht schlecht, doch sollten Sie sich auf alle Fälle mal die Mühe machen, hinter unser Gesundheitssystem zu blicken: Wenn Sie wissen, was gespielt wird, können Sie selbst entscheiden, was gut und was schlecht für Sie ist. Denn jede Vorsorgeuntersuchung birgt Risiken, und die Vorzüge wiegen diese oftmals nur scheinbar auf. Daher: Lassen Sie sich nicht von einem Autopiloten lenken. Schauen Sie genau hin, laufen Sie nicht mit der Herde und entscheiden Sie, was für Sie gut und richtig ist. Doch der Reihe nach.

Es gibt Berufsgruppen, die einen außergewöhnlichen Expertenstatus besitzen. Ingenieure zum Beispiel. Sie sind in unserer Gesellschaft sehr anerkannt. Wir bringen ihnen Vertrauen entgegen, weil wir selbst vom Konstruieren wenig verstehen. Das ist uns zu komplex, da verlassen wir uns gern auf den Fachmann: Er wird es schon wissen, sagen wir uns. Mit dem Arzt ist es ähnlich. Den Herren und Damen in Weiß bringt man fast uneingeschränktes Vertrauen entgegen. Weil sie ebenfalls ein sehr komplexes Wissensfeld beackern und man sich in einer Situation der Schwäche und Angst gern in ihre Obhut begibt und ihnen vertraut. Meist blind. Auch in Sachen Früherkennung.

Früherkennung – Zweifel geboten

Früherkennung sorgt in letzter Zeit wiederholt für Aufregung in den Medien. Immer häufiger werden Stimmen laut, die den Nutzen der meisten Vorsorgeuntersuchungen infrage stellen: »Was taugt Krebsvorsorge?« titelte etwa 2015 das Magazin des *Stern, Viva,*[5] das sich an Männer und Frauen ab 40 wendet, während die *Süddeutsche Zeitung* vom 5./6. Januar 2015 unter »Krank getestet« das Screening für den Eierstockkrebs kritisch beleuchtete und in ihrer Ausgabe vom 10. März 2015 mit der Headline »Suchen und zu viel finden« oder in »Die Tücken der Bilanz« vom 5. Juni 2015 dem Brustkrebs-Screening zu Leibe rückte. Und Mathias Binswangers Einschätzung ist nicht besser, wenn er als einer der einflussreichsten Ökonomen der Schweiz gegenüber der *Tageswoche* am 5. März 2015 erklärt: »Wir leben in einem System, wo es sich lohnt, ständig neue Krankheiten zu entdecken und zu diagnostizieren. Und manchmal auch zu erfinden ... Auch die Grenzwerte sind dafür ein gutes Beispiel. Weil diese beispielsweise beim Cholesterin immer mehr gesenkt worden sind, wurden per Definition immer mehr Menschen krank und konnten dann mit entsprechenden Medikamenten behandelt werden. Davon profitieren diejenigen, welche Medikamente herstellen.« Das Problem:

»Patienten haben keine starke Lobby und gleichzeitig ein Informationsdefizit. Die Ärzte wiederum haben zunehmend weniger Einfluss auf die Ausgestaltung des Gesundheitswesens«, so beschreibt Binswanger das Dilemma. *Der Spiegel* spricht in einem Artikel mit der Überschrift »Alarm und Fehlalarm« aus dem Jahr 2009 bereits davon, dass der Nutzen der meisten Vorsorgeuntersuchungen umstritten ist. »Screening« kommt aus dem Englischen, heißt es da, und bedeutet »durchsieben«. Ein Screening richtet sich also an gesunde Menschen, die wissen wollen, ob sie eine bestimmte Krankheit in sich tragen, auch wenn sie keine Beschwerden haben. Und während Frauen in größeren Städten beispielsweise in eine Röntgenpraxis gehen, um sich untersuchen zu lassen, kommt aufs Land das sogenannte »Mammobil«, ein Brustkrebs-Omnibus mit einem mobilen Röntgengerät. Über 50 dieser Fahrzeuge sind quer durch die Republik unterwegs, in denen pro Tag im Schnitt pro Mobil 80 Untersuchungen vorgenommen werden. Dafür zahlt die Kasse 57 Euro je Untersuchung.

In Dänemark ist aufgefallen, dass in den ländlichen Gebieten, in denen die Frauen keinen Zugang zur Mammografie haben, Brustkrebs seltener auftritt als in den Ballungsräumen, wo die Geräte stehen. In Deutschland werden im europäischen Vergleich die meisten Mammografien durchgeführt. Gleichzeitig haben wir die höchsten Brustkrebsraten. So ganz erschließt sich der Sinn da nicht. Könnte es sein, dass die Strahlung und die ganze schmerzhafte Prozedur der Mammografie das Risiko eher erhöhen als senken? Ich schicke meine Frau jedenfalls nicht zur Mammografie.

»Kein Ausgabenblock im gesamten Gesundheitswesen, nicht einmal der für Arzneimittel«, resümiert der Autor des oben genannten *Spiegel*-Artikels, Markus Grill, »wächst so rasant, wie die Früherkennung.« Über eine Milliarde Euro werden dafür im Jahr in Deutschland ausgegeben, rechnet er vor und fragt skeptisch: »Doch wissen die Ärzte und Kassen überhaupt, was sie da so großzügig finanzieren? Sind die ganzen Untersuchungen wirklich nur von Vorteil, wie alle glauben machen wollen? Und: Wie viele Menschen profitieren wirklich? (...) Während in der öffentlichen Debatte kaum ein Zweifel am Sinn und Zweck der ganzen Programme erlaubt ist, betrachtet die internationale Wissenschaft das Screening mit wachsender Skepsis.« Ist das berechtigt?

Die Mechanik hinter der Medikamenten-Medizin

Als Erstes einmal sollte man sich klarmachen, dass Früherkennung und auch Arzneimittelforschung in Deutschland fast ausschließlich von privaten Firmen durchgeführt und finanziert werden. Es gibt in der Pharmaindustrie keine erwähnenswerten staatlichen Subventionen. Alles wird privat finanziert. Das hat Konsequenzen. Während der Staat grundsätzlich das Wohl des Menschen im Blick hat, haben Unternehmen im Grunde alle nur ein Ziel – ihren Gewinn zu maximieren. Dass das in der Medizin einen Interessenkonflikt heraufbeschwört, liegt auf der Hand.

Denn wie entsteht ein Medikament? Wie lange dauert es, bis es auf den Markt kommt, und wie viele Kosten häufen sich dabei an?

Zu Beginn einer neuen Forschung für ein neues Medikament stehen erst einmal Fragen wie:

»Wo sehe ich Bedarf?«
»Was braucht der Mensch?«
»Welche Krankheit soll geheilt oder zumindest gelindert werden?«
»Gibt es in einem Bereich neue Erkenntnisse?«

Und leider kommt auch eine Frage dazu, die nun mal jedes private Unternehmen stellen wird:

»Würde die Krankenkasse oder der Patient dafür zahlen?«

Nur wenn diese Fragen mit Ja beantwortet werden, lohnt sich eine Forschung überhaupt.

Dann beginnt die lange Suche nach dem Wirkstoff. Hierzu sucht man als Erstes einen Punkt im Krankheitsverlauf, auf den man mit der Medizin einwirken will, das sogenannte Target. Ist das Target gefunden, versuchen die Forscher nun den Wirkstoff zu finden, der auf diese Stelle einwirken kann. Das Schwierige dabei ist, dass der Wirkstoff sehr viele Eigenschaften aufweisen muss. Zum Beispiel muss er den Zielort erreichen, ohne vorher abgebaut zu werden. Die Substanz muss sich am Zielort mit dem Körper verbinden. Der Wirkstoff muss aber gleichzeitig später wieder abgebaut oder ausgeschieden werden können. Es gibt eine ganze Palette an Voraussetzungen, die erfüllt werden müssen. Man kann sich also vorstellen, dass dies eine langwierige Angelegenheit wird.

Hat man nach jahrelanger Forschung endlich einen Wirkstoff gefunden, wird sofort ein Patent darauf angemeldet. Dies ist auch der Grund, warum natürliche Substanzen, die beispielsweise für die Anwendung des Minimumgesetzes entscheidend wären, nicht weiter beachtet werden. Natürliche Substanzen haben den Nachteil, dass sie frei verfügbar sind. Deswegen kann man kein Patent darauf anmelden. Ohne Patent kann jeder das Produkt kopieren. Somit wäre jahrelange Forschung im Anschluss ohne großen Profit. Das ist kein Anreiz für Pharmakonzerne. Die natürlichen Substanzen werden deswegen eher als oftmals nervige Konkurrenz wahrgenommen.

Nach der Patentanmeldung folgen die vorklinischen Tests, die Tierversuche und die klinischen Studien mit Menschen. Wenn all dies positiv verlaufen ist, kann eine Zulassung beantragt werden. Bis zur Markteinführung sind mittlerweile meist mehr als zehn Jahre vergangen. Bis dahin haben sich nur Kosten angehäuft. Und ein weiteres Problem ist die Erfolgsquote beim Forschen. Von 5000 bis 10000 Substanzen, die untersucht werden, erreicht meist später nur eine den Markt.

Pro Medikament sollte ein Unternehmen mit Kosten von mehreren Hundert Millionen Euro rechnen. Da die Anforderungen weiter steigen, werden auch die Kosten höher. Vor Kurzem kamen noch neue Anforderungen bezüglich der Wirksamkeit sowie in Bezug auf Studien mit Kindern und Jugendlichen hinzu.

Nachdem das Pharmaunternehmen nun mehr als zehn Jahre in Vorleistung gegangen ist, will es dafür seine Ernte einfahren. Und an den folgenden Zahlen sieht man, dass sich das trotz allem lohnt. Der Gesamtumsatz der Pharmaindustrie für das Jahr 2014 wird weltweit auf über eine Billion US-Dollar geschätzt. 44 Milliarden Euro werden allein in Deutschland für Pillen, Cremes und Tinkturen ausgegeben. Zusätzlich zahlt die Krankenkasse noch mal 1,21 Milliarden Euro für die Früherkennungsuntersuchungen. Spätestens jetzt sollte jedem klar sein, dass es sich bei der Gesundheit des Menschen um einen der lukrativsten Geschäftszweige handelt. Und deswegen wird hier auch mit aller Macht versucht, Kapital daraus zu schlagen. Pharmaunternehmen versuchen stets, mehr Pillen zu verkaufen und umschmeicheln die Ärzte mit Fortbildungen und Hochglanzbroschüren.

Die Werbung beginnt oftmals bereits in frühen Jahren – bei der Ausbildung der jungen Mediziner. Dazu der bekannte US-amerikanische Internist Dr. McDougall in dem Buch *China-Study*: »Das Problem mit den Ärzten beginnt bei unserer Ausbildung. Das ganze System wird von der Pharmaindustrie finanziert – von der Ausbildung bis zur Forschung. Die Pharmaindustrie kauft sich die Seelen des medizinischen Berufsstandes. Es beginnt an dem Tag, an dem du in der medizinische Hochschule eintrittst. Der gesamte Weg durch das Medizinstudium wird von der Pharmaindustrie unterstützt. (...) In der Ausbildung lernen Medizinstudenten und junge Ärzte sich unter der ständigen Anleitung von Pharmabeauftragten mehr auf Medikamente und Geräte zu stützen, als sie wahrscheinlich sollten. Wie Medizinkritiker so häufig beklagen, lernen junge Ärzte, dass es für jedes Problem eine Pille gibt. Die Universitätskliniken tragen zur Überbetonung von Medikamenten und medizinischen Geräten bei, indem sie es zugelassen haben, Forschungsaußenposten der Industrie zu werden.«[6] Ist es in einem derartigen Umfeld überhaupt möglich, dass Ernährung auf angemessene und ehrliche Art und Weise für den klinischen Alltag in Betracht gezogen wird? Sicherlich gibt es solche Ärzte. Nur stehen die ziemlich einsam da. Denn dafür muss jeder einzelne von ihnen »einen Gutteil seiner Zeit darauf verwenden, sich über gesundheitsfördernde Ernährung und Lebensführung weiterzubilden«, so McDougall.[7] Natürlich muss sich in Deutschland jeder Arzt fortbilden. Das wird kontrolliert. Fortbildungen, die eine sanfte, natürliche Medizin betreffen, müssen die Ärzte allerdings immer selbst bezahlen. Wenn die Pharmamedizin einlädt, fallen keine Kosten an. Und jetzt raten Sie mal, was die Mehrzahl der Ärzte wählt? Richtig, die kostengünstige Variante. Doch wie sagte schon Martin Luther: »Wes Brot ich ess, des Lied ich sing.« Fakt bleibt: Geld regiert die Welt. Und Fakten sollte man auch anerkennen.

Wie kommt nun das Medikament zum Patienten?

Als Erstes muss es der Arzt auf dem Rezeptblock notieren. Also werden die Ärzte von der Pharmaindustrie umworben, früher wurden sie oftmals mit Werbegeschenken und Reisen überhäuft. Danach kommt der Apotheker, der das Medikament ausgibt. Weil dieser seit 2002 auch andere gleichwertige Medikamente vergeben darf, die nicht auf dem Rezept stehen, sind die Ärzte nicht mehr das einzige Ziel. Jetzt gibt es Gratismedikamente und Preisnachlässe auch für Apotheken.

Es läuft wie überall im Geschäftsleben. Man versucht, sich in eine bessere Position zu bringen und nachzuhelfen. Genau dieser Problematik sollte man sich aber bewusst sein, bevor man blind den Ärzten vertraut.

Damit viele Medikamente verschrieben werden können, muss es erst einmal viele Patienten geben. Diese erhält man nur, wenn die Menschen auch beim Arzt auftauchen. Also lohnt es sich, Werbung dafür zu machen. Und wie bekommt man eigentlich gesunde Leute zum Arzt? Richtig, mit einer Vorsorgeuntersuchung! Fakt ist, dass die Pharmalobby ein Interesse daran hat, dass möglichst viele Menschen möglichst oft beim Arzt in der Sprechstunde vorstellig werden.

Wie funktioniert die Früherkennung?

Liegt eine Krankheit vor und hat der Patient Beschwerden, ist es für den behandelnden Arzt relativ einfach, dies festzustellen und ihn entsprechend zu therapieren. Und: Je früher die Behandlung beginnt, umso besser.

Das Problem bei der Früherkennung ist jedoch, wie das Wort Screening (d.h. heraussieben, genau betrachten) vermuten lässt, dass häufig keinerlei Beschwerden oder Krankheiten vorliegen. Es soll lediglich herausgefunden werden, ob ein erhöhtes Risiko für eine Erkrankung besteht. Dieser möglichen Erkrankung soll dann vorbeugend entgegengewirkt werden.

Wie stellt man nun aber ein erhöhtes Risiko fest? Aus diesem Grund gibt es eine Reihe von Normwerten, auf deren Grundlage festgelegt wird, was einen gesunden menschlichen Körper ausmacht. Wird einer oder mehrere dieser Werte überschritten, besteht ein erhöhtes Risiko für eine Erkrankung.

Daher die Annahme der Medizin: Ist bei einer Erkrankung ein bestimmter Wert erhöht, so deutet im Umkehrschluss ein erhöhter Wert auf ein erhöhtes Risiko für diese Krankheit hin. Kann man diese Aussage so einfach treffen? Ist ein erhöhter Wert gleich einem erhöhten Risiko? In den meisten Fällen kann dies niemand beweisen, und die ganze Behandlung beruht auf dieser Annahme.

Ein Beispiel: Ein völlig gesunder 35-Jähriger geht wegen einer Vorsorgeuntersuchung zum Arzt. Es werden sein Cholesterinspiegel, sein Blutdruck und sein Nüchternzucker gemessen. Laut BMI liegt der Patient leicht oberhalb des Normalgewichtes. Er gilt als übergewichtig, unabhängig davon, ob es Muskelmasse oder Körperfett ist, das dieses Übergewicht auf der Waage anzeigt. Ein Sportler würde hier übrigens ebenfalls als übergewichtig eingestuft werden, denn es zählen bei der Bestimmung des BMI lediglich Gewicht und Körpergröße.

Ist der Blutdruck des Patienten etwas zu hoch, besteht laut Leitlinie Bluthochdruck Grad 1. Auch der Blutzuckerwert ist leicht erhöht. Hat er zusätzlich noch einen hohen Cholesterinspiegel, wird auch hier wieder eine Gegenmaßnahme empfohlen.

Cholesterin, Blutdruck, Blutzucker und Gewicht gelten als Risikofaktoren, wenn die Werte erhöht sind. Diese Risikofaktoren müssen nun laut Leitlinie der Deutschen Hochdruckliga addiert werden. Dem gesunden Patienten diagnostiziert der Arzt ein stark erhöhtes Risiko für eine Herzerkrankung. Dazu hat der Patient Übergewicht, somit hat er auch ein erhöhtes Krebsrisiko. Dem Patienten wird Angst gemacht.

Nun stehen also noch mehr Kontrolluntersuchungen bei verschiedenen Ärzten an. Der Arzt erstellt ein Risikoprofil und verschreibt Medikamente gegen Bluthochdruck, den erhöhten Cholesterinspiegel und den erhöhten Blutzuckerwert. Durch die Nebenwirkungen der Medikamente können jetzt wirklich

Beschwerden auftreten. Werden sie nicht als Nebenwirkung erkannt, geht es zum nächsten Arzt, der dem Patienten etwas dagegen verschreibt. Und dagegen, dagegen, dagegen.

Ein gesunder Mensch wird zum Dauerpatienten, bekommt permanent neue Diagnosen gestellt. Er hat später mehr Beschwerden als vorher und muss ständig Medikamente schlucken. Die Vorsorge hat dem Patienten hier mehr geschadet, als sie ihm nutzte.

Das Vertrauen in den Nutzen der Prävention ist nach wie vor vorhanden. Kontrollbesuche wie etwa beim Zahnarzt sind Alltag geworden. Es fehlt aber der Beweis, ob diese Maßnahmen tatsächlich sinnvoll sind. Der Staat fördert Kontrolluntersuchungen und droht mit finanziellen Nachteilen, wenn man diese auslässt (siehe Bonusheft, wer die jährlichen Untersuchungen nicht nachweisen kann, erhält Zahnbehandlungen nicht 100-prozentig bezahlt oder muss einen Prozentpunkt mehr seines jährlichen Bruttoeinkommens zu Arzneimitteln zuzahlen, wenn er nicht regelmäßig zur Früherkennung geht. Der Patient erhält den Arzneimittelrabatt allerdings schon, wenn er sich lediglich beraten lässt.)

Weichen bei den Screenings die Werte von den Normen ab, gilt ein Patient als behandlungsbedürftig, und die Frage »Geht es Ihnen besser?«, wird nun immer häufiger abgelöst von einer Untersuchung, die zum Ziel hat: »Haben sich die Werte (ganz auf Gerätemedizin geeicht) normalisiert?«

So schafft man keine Gesundheit, sondern produziert neue Patienten. Das gelingt auch, wie Mathias Binswanger es andeutete, mit der Herabsenkung der Normwerte, was der Ökonom unserem Gesundheitssystem ankreidet.[8] Wenn Sie zum Beispiel die Werte für Blutzucker, Cholesterin und Blutdruck senken, werden aus bis dahin völlig gesunden Menschen über Nacht Patienten mit chronischen Leiden, ohne dass sich irgendetwas geändert hat.

Und jede kleinste Befindlichkeitsstörung wird heute als therapiebedürftig eingestuft. Der englische Begriff für das Erfinden von Krankheiten, *disease mongering*, zeigt den Zynismus dieser Problematik. Der Journalist Ray Moynihan machte »Disease Mongering« im Jahr 1992 durch seinen Artikel im *British Medical Journal* bekannt.[9] In Deutschland beschreibt Jörg Blech in seinem Buch *Die Krankheitserfinder* das Phänomen und nennt als konkretes Beispiel das Sissi-Syndrom, eine Form der Depression, unter der besonders aktive Menschen leiden sollen. Im Buch *Hypochondrie kann tödlich sein* von John Naish finden sich weitere Schein-Krankheiten, wie Spüllappen-Syndrom, Discofinger-Syndrom, Golfball-Leber, Rummelplatz-Schlaganfall oder Kreditkarten-Ischias. Sie alle dienen dazu, so die Kritiker, um für die Gesundheitsbranchen – die Pharma- und Medizintechnikunternehmen, Kliniken, Wellness- und Kurbetriebe – neue Absatzmärkte zu erschließen.

Denn je mehr es zu behandeln gibt, umso mehr Medikamente, Anwendungen und Untersuchungen können abgesetzt werden. Je niedriger die Normwerte, umso größer die Anzahl an potenziellen Patienten. Und je größer die Angst vor Krankheiten und der Zwang zur Vorsorge, umso größer die Chance, neue Patienten zu gewinnen. Überdiagnose gibt's nicht! Oder doch?

Wo liegt das Problem?

Wichtig ist, sich nicht durch falsche Fakten Angst machen zu lassen. Was zählt, sind einzig und allein absolute Werte und keine Prozentzahlen.

51 Millionen Kassenpatienten stehen in Deutschland die Krebsvorsorgeleistungen zu, um 220 000 Krebstote im Jahr zu verhindern. Anhand dieser Zahlen wird klar, dass das Risiko zu erkranken vielleicht gar nicht so hoch ist, wie von den Ärzten glaubhaft versichert wird. Hier ein ernüchterndes Beispiel,

was die Brustkrebsvorsorge anbelangt: Bei einer über zehn Jahre dauernden, randomisiert-kontrollierten Studie mit zwei Gruppen von Frauen nahm eine Gruppe regelmäßig an Brustkrebs-Screenings teil, die andere Gruppe nicht. Nach zehn Jahren kontrollierte man, wie viele Frauen in der ersten Gruppe an Brustkrebs verstorben waren und wie viele in der zweiten. Das Ergebnis sollte zeigen, wie sinnvoll die Untersuchung ist. Die dänischen Wissenschaftler Peter Gotzsche und Margrethe Nielsen haben die Untersuchungen ausgewertet, an denen eine halbe Million Frauen in Nordamerika und Europa beteiligt waren.[10] Sie fanden heraus: Wenn 2000 Frauen zehn Jahre regelmäßig zur Mammografie gehen, stirbt letztlich eine Frau weniger an Brustkrebs. Gleichzeitig bekommen zehn von den 2000 Frauen eine Brustkrebsbehandlung, obwohl sie gar keinen Brustkrebs haben. Bei 200 der 2000 Frauen tritt mindestens ein Fehlalarm auf. Das Fazit: Die Gesamtsterblichkeit reduzierte sich im Untersuchungszeitraum nicht, es kam stattdessen zu Fehldiagnosen und unnötigen Operationen. Nicht zu vergessen der psychische Druck, der auf den Patientinnen lastete, denen Krebs diagnostiziert wurde, obwohl es nur falscher Alarm war. Und, so der *Spiegel*-Artikel »Alarm und Fehlalarm« weiter: »Aber je mehr Screenings der Einzelne durchführen lässt, umso mehr wird auch gefunden, was wiederum zu einer Art von Überdiagnose führt, die nicht unbedingt mit mehr Gesundheit einhergeht, sondern mehr Unsicherheit, Angst und Arztbesuche bedeuten kann.« Außerdem läge die Tücke des Problems auch in der Krebserkrankung selbst: Früherkennung sei nur dann sinnvoll, wenn ein entdeckter Tumor bösartig sei, aber noch keine Metastasen im Körper verstreut habe, und wenn es eine Therapie gäbe, mit der man ihn heilen könne.

Übrigens, und das ist an dieser Stelle, wie ich finde, auch sehr interessant: Bei Befragungen zum Thema Mammografie schätzen Patientinnen, dass von 1000 Frauen, die regelmäßig zum Screening gehen, 60 Frauen dem Krebstod entkommen. Jede dritte Frau denkt gar, dass die Quote der durch Mammografie Geretteten bei 100 bis 200 Frauen liegt. »Der Nutzen des Mammografie-Screenings wird weit überschätzt«, kommentiert Gerd Gigerenzer, Direktor am Harding-Zentrum für Risikokompetenz in Berlin und Autor des Sachbuchs *Das Einmaleins der Skepsis,* in dem er ausführlich das Thema Brustkrebs-Screening behandelt. Das Problem, so Gigerenzer, sei, wie er auch gegenüber der WDR-Wissenschaftssendung *Quarks* mit dem Titel »Wem nützt Krebsvorsorge?« betonte, dass selbst Frauenärzte den Nutzen der Mammografie falsch einschätzten. Die Ursachen, meint Gigerenzer, wären in der Fachliteratur zu suchen, dort würden der Nutzen schöngefärbt und die Risiken kleingeredet, um Ärzte in die Irre zu führen. Außerdem habe die Mehrzahl der Ärzte nicht die Ausbildung, die Statistiken zu verstehen, und das dürfe nicht so sein. Eine bessere Ausbildung wäre in den Augen von Gigerenzer wünschenswert, da jeder dritte Frauenarzt die richtige Antwort auf die Frage »Was bedeutet 20 Prozent Reduktion des Brustkrebsrisikos?« nicht wusste. Hinter den 20 Prozent verbirgt sich die Tatsache, dass ohne Screening fünf von 1000 Frauen an Brustkrebs starben und dass es mit Screening vier Frauen waren. Das heißt, die 20 Prozent Reduktion sind eine irreführende, relative Größe. Absolut war es nämlich nur eine einzige Frau von 1000! Und genau hierin besteht der Unterschied zwischen absoluten und relativen Zahlen! Und dieses Missverständnis zieht sich wie ein roter Faden durch die gesamte Medizin, insbesondere bei der Verordnung von angeblich nützlichen Medikamenten.

Welche Untersuchung ist sinnvoll?

Was Sie eben gelesen haben, wirft natürlich die Frage auf: Und jetzt? Ist jede Früherkennung mit Vorsicht zu genießen oder gibt es Untersuchungen, die wirklich Sinn machen? Betrachten wir die wichtigsten, die meiner Meinung nach ratsam sind:

1. **Darmkrebsfrüherkennung:** Die Entstehung eines Dickdarmkarzinoms lässt sich wirklich gut vermeiden. Man muss dafür während einer Darmspiegelung die gutartigen Zellwucherungen (Adenome) entfernen. Aus diesen können sich sonst Tumore entwickeln. Die Darmspiegelung unterscheidet sich deswegen von allen anderen Vorsorgeuntersuchungen, die Tumore entdecken, sie aber nicht verhindern können.

Die einzigen Probleme bei der Darmspiegelung sind:

> Oftmals wird unnötig eingegriffen. Nur etwa ein Viertel der fortgeschrittenen gutartigen Adenome bilden sich, so Schätzungen, zu einem Tumor aus. Leider ist die Medizin noch nicht so weit, sagen zu können, welche Zellwucherung das ist. Also geht der Arzt auf Nummer sicher und entfernt lieber mehr Gewebe, als nötig ist.

> Es besteht die Gefahr, dass Wucherungen übersehen werden.

> Leider besteht auch die Gefahr der Perforation des Darms. In spezialisierten Praxen geschieht dies aber glücklicherweise sehr selten.

Über den absoluten Nutzen dieser Untersuchung wird noch diskutiert. Ratsam ist dieser Test jedoch immer bei familiärer Veranlagung, sprich einer Darmkrebsdiagnose bei Verwandten ersten Grades.

Menschen, deren nächste Verwandte an Dickdarmkrebs erkrankten, lege ich diese Untersuchung darum in jedem Fall nahe. Außerdem gilt: Männer haben häufiger Darmkrebs als Frauen, ältere Menschen häufiger als junge. Laut Krebsregister starben 2008 rund 27000 Menschen daran. Woraus man nicht schlussfolgern sollte, dass diese Erkrankung ein Serienkiller ist. Nur drei von 100 in den letzten Jahren verstorbenen Menschen in Deutschland sind einem Darmkrebsleiden erlegen, 97 starben an anderen Ursachen, fasst BDW-Autorin Karin Hollricher zusammen und fragt: »Aber: Hätte man sie mit einer Früherkennungsmaßnahme nicht vor dem Krebstod retten können?«[11] Dazu ihre Erklärung: In Deutschland werden zur Darmkrebsfrüherkennung zwei Untersuchungen von den Krankenkassen bezahlt: der chemische Stuhltest und die große Darmspiegelung (Koloskopie). Die relevanten Studien zum chemischen Stuhltest, die dessen Eignung als Früherkennungsmaßnahme dokumentieren wollten, wurden von der Cochrane Collaboration wie auch vom Institut für Qualität und Wirtschaftlichkeit im Gesundheitswesen, kurz IQWiG, unter die Lupe genommen. Das Ergebnis: Je nach Studie erwiesen sich fünf bis acht von zehn auffälligen Testergebnissen bei einer genauen Nachuntersuchung als falscher Alarm. Und: Vier bis sieben von zehn bösartigen Darmtumoren wurden gar nicht erkannt, mit einer zwischen 20 und 60 Prozent schwankenden Trefferquote. Daher mein Rat: chemischer Stuhltest eher nicht. Wenn man zur Risikogruppe zählt, sollte man gleich durch eine Koloskopie sichergehen.

2. **Mammografie:** Laut der dänischen Studie von Peter Gotzsche und Margrethe Nielsen wiegen die Vorteile die Risiken kaum auf.[12] Dennoch beharren deutsche Wissenschaftler darauf, dass durch Screenings 20 Prozent weniger Frauen an Brustkrebs sterben. Die absoluten Zahlen sehen wie

> vorn schon erwähnt anders aus. Von 1000 Frauen, wie Prof. Gigerenzer zitierte, sterben vier Frauen, die bei einem Screening waren, an Brustkrebs. In der Vergleichsgruppe ohne Screening sterben fünf von 1000 Frauen an Brustkrebs. Daraus resultiert eine relative Prozentzahl von 20. Richtig allerdings ist, dass sich durch ein Screening *absolut gesehen nur 0,1 Prozent* der Fälle der an Brustkrebs erkrankten Frauen erkennen lassen und nicht 20 Prozent. Mit solchen relativen Wahrscheinlichkeiten werden Chancen geschönt und Patienten in die Irre geführt. Zusätzlich bemängelt Angela Spelsberg, die das Tumorzentrum Aachen leitet, in einem *Spiegel*-Artikel,[13] dass Screenings gerade von Risikogruppen, nämlich von Frauen zwischen 50 und 69 Jahren, nur halbherzig betrieben werden und die Röntgengeräte vielfach nicht gut genug eingestellt seien. Überhaupt wende man nicht die europäischen Qualitätsstandards an. Die Medizinerin geht davon aus, dass durch eine Verbesserung der Qualität nicht nur eine, sondern fünf von 1000 Frauen vor dem Tod bewahrt werden könnten.

Außerdem gibt es mindestens einen Fehlalarm. Zehn Frauen erhalten, so die dänische Studie, eine belastende Brustkrebsbehandlung, obwohl sie gar nicht an Brustkrebs leiden.

Ich rate meinen Patientinnen: Regelmäßig die Brust selbst abtasten, am besten immer nach der Regel. Bei einem verdächten Befund den Gynäkologen nachtasten lassen. Der macht dann eventuell noch einen Ultraschall. Normalerweise würde nun die Mammografie folgen. Die sollten Sie nicht wahrnehmen – und stattdessen einen Kernspin durchführen lassen. Der Vorteil: Keine Strahlenbelastung, bei der doppelten Aussagekraft einer Mammografie. Falsch positive Befunde werden dadurch vermieden.

3. **Gebärmutterhalskrebs:** Seit im Jahr 1971 die Früherkennungsmaßnahme mithilfe eines Abstrichs eingeführt wurde, erkrankten, so Schätzungen, zwei Drittel der Frauen weniger an der Krankheit als früher, von der es jährlich 5000 bis 6000 Neuerkrankungen gibt. Also: Ratsam!

4. **Prostata.** Für den Mann empfehle ich ab 50 Jahren die jährliche Messung des Prostata-spezifischen Antigens (PSA). Dieser Marker der Prostata steigt an, wenn sich die Prostata im Alter vergrößert – sowohl bei der gutartigen als auch bei der bösartigen Prostatavergrößerung. Wichtiger als die absolute Höhe des Wertes ist jedoch der Verlauf des PSA-Wertes. Steigt dieser über die Jahre hinweg linear an, machen wir uns auch wegen eines deutlich erhöhten PSA-Wertes mit 70 Jahren nicht verrückt. Steigt der Wert jedoch exponentiell, werden weitere Untersuchungen notwendig.

Bei allen anderen Vorsorgeuntersuchungen fehlt Klarheit, ob die Früherkennung hilft oder nicht. Nehmen wir als Beispiel die Vorsorge für Hautkrebs. Es gibt keinen Beweis, dass diese Untersuchung wirklich gründlich verläuft und nichts übersehen wird. Hinzu kommt, dass oftmals unnötigerweise operiert wird, obwohl eigentlich keine Gefahr, sondern nur ein Verdacht besteht. Es ist nicht bewiesen, ob hier der Nutzen den Schaden überwiegt. So ist es leider bei vielen Früherkennungsuntersuchungen. Insbesondere auch bei Prostatabefunden oder Eierstockkrebs … Daher Augen auf und genau nachhaken. Am besten beherzigen Sie dazu folgende fünf Tipps.

Natürlich brauchen wir Früherkennungsmethoden, um etwa tödlichen Krebs von nicht tödlichem Krebs zu unterscheiden. Daran wird geforscht, bis dahin sollten wir richtig mit Vorsorgemaßnahmen umgehen. Hier fünf Tipps dazu:

Tipp 1: Wie groß ist das Krebsrisiko? Viele Tausend Menschen sterben an Krebs. Die Krankheit ebenso wie die Gesamtzahl sind einschüchternd. Lassen Sie sich davon aber keine Angst einjagen und fragen Sie: Wie groß ist die Gefahr, dass diese Krebsart in meinem Alter auftritt? Wie viele Menschen sind an dieser Krebsart bereits gestorben? Haben Sie diese Fakten geklärt, können Sie mit dem Arzt beraten, ob diese Untersuchung für Sie wirklich sinnvoll ist.

Tipp 2: Was bringt es? Erkundigen Sie sich nach dem Nutzen und dem Schaden. Haken Sie nach, ob es Belege dafür gibt, dass diese Krebsfrüherkennung wirklich Menschenleben gerettet hat, und wenn ja, wie viele. Oftmals wird der Schaden kleingeredet, und es wird ein Krebs diagnostiziert bzw. eine Vorstufe davon, der irgendwann einmal ausbrechen kann und ab jetzt aber wie ein Damoklesschwert über Ihnen hängt. Dadurch büßen Sie Lebensqualität (durch Angst und permanente Check-ups) ein, werden vielleicht sogar therapiert, obwohl es nicht nötig gewesen wäre. Lassen Sie sich nicht mit relativen Prozentzahlen abspeisen, sondern bestehen Sie auf Angaben in absoluten Zahlen. Das sind die Zahlen, die wirklich von Menschenleben sprechen. Leider werden Ihnen die wenigsten Ärzte dazu konkrete Angaben machen können. Warum? Weil sie es selbst nicht besser wissen.

Tipp 3: Was sind die Folgen? Ein auffälliger Befund bedeutet noch lange nicht Krebs. Meist aber werden weitere Untersuchungen folgen. Erkundigen Sie sich, wie die Sache weitergeht, welche Untersuchungen sich möglicherweise anbahnen, und überlegen Sie, ob Sie dazu bereit sind. Ein Beispiel: Die Mammografie zeigte einen (falsch positiven) Befund. Um das abzuklären, wird eine Biopsie veranlasst, sprich eine Gewebeprobe aus dieser Stelle entnommen. Histologisch gibt es glücklicherweise Entwarnung. Die Veränderung ist nicht bösartig. Leider entwickelt sich aus der Biopsie-Narbe signifikant häufiger ein Brustkrebs als aus dem umliegenden Brustgewebe.

Tipp 4: IGe-Leistungen. IGeL ist die Abkürzung für individuelle Gesundheitsleistungen. Gesetzlich Versicherte müssen sie selbst bezahlen, und der Markt wächst: Circa 1,5 Milliarden Euro geben Patienten im Jahr für diese »angeblichen Vorsorgetests« aus, wie die *Süddeutsche Zeitung* schreibt.[14] Mehr dazu siehe www.igel-monitor.de. Also: Überlegen Sie, ob Sie bestimmte Vorsorgeuntersuchungen machen lassen wollen. Natürlich hat der Arzt die strenge Informationspflicht bei diesen Leistungen. Aber Sie kaufen sie und treffen Ihre Entscheidung, und etwas Skepsis hat noch niemandem geschadet.

Tipp 5: Freie Arztwahl. Lassen Sie sich nicht einschüchtern, wenn Sie dem Rat des Arztes widersprechen bzw. nachhaken und er unwirsch reagiert. Sind Sie mit der Beratung unzufrieden, fragen Sie einen Kollegen. Vielleicht kann der Ihnen besser weiterhelfen und Ihre Fragen befriedigender und offener klären. Generell sollten Sie bei allen größeren Entscheidungen eine zweite Meinung einholen.

Mein Bonus-Tipp: Achten Sie immer auf einen hohen Selenspiegel, ausreichend Vitamin D und Omega-3-Fettsäuren sowie auf eine vorwiegend basische Ernährung, dann haben Krebszellen ohnehin kaum eine Chance! Mehr dazu in den einzelnen Kapiteln.

Nutzen und Schaden abwägen

Klassische medizinische Vorsorge ist eigentlich keine Vorsorge. Das Wort Früherkennung trifft es besser. Eine Vorsorge würde darauf hinarbeiten, dass Krebs gar nicht erst entsteht. Und dafür steht das Minimumgesetz. Wenn wir die natürlichen Substanzen auffüllen, die am geringsten vorhanden sind, und so die Schwachpunkte ausgleichen, beugen wir gesundheitlichen Gefahren mehr vor als mit vermeintlich vorsorgender Früherkennung: Klassische Vorsorge ist nichts anderes, als nachzusehen, ob beispielsweise Krebs vorliegt, um dann zu handeln. Also eine frühzeitige Diagnose, mehr nicht. Statt dafür Sorge zu tragen, dass unser Körper immer funktioniert, warten wir, bis er es nicht mehr tut, und reagieren erst dann. Das ist, wie wenn ich mein Auto jeden Tag nutze und erst dann etwas unternehme, wenn ich nicht mehr bremsen kann oder kein Öl mehr meinen Motor schmiert.

Bei der klassischen Vorsorge ist das Vermeiden einer Erkrankung fast gar nicht möglich und auch nicht das Ziel. Ziel unserer Medizin ist es, fast immer nur die Symptome von Krankheit zu bekämpfen, nicht aber deren Ursache. Würde man die Ursache bekämpfen, würde es deutlich weniger Patienten geben. Wäre das im Interesse unserer Pharmaindustrie? Nein. Denn natürliche Stoffe bringen keinen Profit. Sie sind nicht patentierbar und scheiden somit als Alternative aus. Nur mit Stoffen und Medikamenten, die sich patentieren lassen, lässt sich auch Geld verdienen. Mehrere Jahre lang kräftig, bis Nachahmer-Präparate nachgezogen haben. Aber das dauert. In der Regel zehn Jahre, und so tickt unser Gesundheitssystem. »Es ist der einzige Markt, der garantiertes Wachstum verspricht. Weil wir immer älter werden und die Möglichkeiten für Prävention und Behandlung immer mehr zunehmen. Es geht um viel Geld, entsprechend viel stecken die Unternehmen auch in ihr Marketing«, sagt auch der Schweizer Ökonom

Binswanger.[15] Es gibt einen Verband der forschenden Pharmaunternehmen. Wer einmal wissen möchte, wie viel Geld in die Forschung und wie viel in das Marketing gesteckt wird, der ist verblüfft. Der Hauptanteil fließt in das Marketing, der weitaus geringere Anteil in die Forschung. Da fragt man sich doch: Wenn ein Medikament wirklich so gut ist, benötigt es dann so viel Marketing?

Besser als die klassische Vorsorge sind für den Körper einfache Dinge wie Sonnenlicht für den Vitamin-D-Haushalt, Bewegung, wenig Stress, eine gute und gesunde Ernährung, das Vermeiden von Übergewicht, ausreichend Schlaf und Flüssigkeit.

Und: Lassen Sie sich von relativen Zahlen keine Angst einjagen. Die Angst vor einer Krankheit ist oftmals nicht weniger schlimm. Die psychische Komponente dieser Angstkampagne mit falschen Fakten wird oft unterschätzt. Angst verursacht körperliche Reaktionen, die wir zum Anlass nehmen, uns zu sorgen und uns bestätigt zu fühlen, dass wir vielleicht doch krank sind, und es dann vielleicht sogar werden.

Wer erst gar nicht in diesen Kreislauf hineingeraten möchte, sollte sich informieren und hinterfragen, was jemand uns zu Vorsorgeuntersuchungen und zum Risiko einer Erkrankung erzählt. Wägen Sie immer Nutzen und Schaden ab. Am Ende müssen Sie entscheiden, welche Vorsorge Sie für wichtig und richtig halten. Die klassische Vorsorge ist eine reine Früherkennung. Sie verhindert keine Krankheit. Wollen Sie vorbeugend handeln, sollten Sie sich um Ihren Körper kümmern.

4. NACH DER PERSÖNLICHEN ACHILLESFERSE FAHNDEN

Aminosäuren, Fettsäuren, Spurenelemente und Vitamine halten unseren Körper am Laufen. Methionin etwa dient als Krebsschutz, Omega-3-Fettsäuren halten Entzündungen fern und Vitamin K2 Osteoporose in Schach. Welche weiteren es gibt, was sie auszeichnet und wie man nach dem neuralgischen Punkt fahndet, darum geht es in diesem Kapitel.

Die wichtigsten Aminosäuren, die Ihren Gesundheitscode bestimmen

Natürlich brauchen wir Wasser, Sauerstoff, gute Fette und Eiweiß. Doch da gibt es noch ein paar andere wirkungsvolle Stoffe, die entscheidend zu unserer Gesundheit beitragen. Sie verraten viel über jeden Einzelnen und über spätere Krankheiten. Und sie können im Körper jederzeit aufgefüllt werden. Ein profunder Bluttest bringt Klarheit und zeigt mir, ob und wo Handlungsbedarf besteht. Er ist mein Röntgengerät, mit dem ich den Körper ganz individuell auf Schwachpunkte scanne. Finde ich einen Mangel, kann dieser leicht mit den natürlichen Stoffen ausgeglichen werden, die an jener Stelle fehlen, wo die »Daube zu kurz« und die Harmonie gestört ist bzw. das Risiko zu erkranken erhöht ist. Mit diesem Bluttest spüre ich praktisch die Achillesferse auf und überprüfe die Vitalstoffe, die den Gesundheitscode unseres Organismus ausmachen. Diese Stoffe sind:

- Aminosäuren
- Fettsäuren
- Spurenelemente
- Vitamine.

Ohne Eiweiß wären wir alle eine Pfütze Wasser auf dem Boden. Alles, was lebt, besteht zunächst einmal aus Eiweiß. Das Wort »Protein« stammt von dem griechischen Begriff »Proteo« ab, was bedeutet: »Ich gehe voran«. Leider spielt das Eiweiß in unserer Medizin überhaupt keine Rolle: Bringen Patienten ihre Laborergebnisse von früheren Untersuchungen beim Hausarzt mit, suche ich einen Wert immer vergebens – den Gesamteiweiß-Spiegel.

Wurde dieser Wert aus Versehen doch einmal gemessen und war, wie leider meistens, viel zu tief, wurde nicht reagiert. Eiweiß sei nicht so wichtig, lautet die gängige Meinung. Dabei hängt unsere gesamte Leistungsfähigkeit vom Eiweiß ab:

- die Produktion unseres roten Blutfarbstoffes (Hämoglobin)
- das Immunsystem
- der Knochenaufbau
- die Muskulatur
- die Produktion der Antriebs- und der Glückshormone im Gehirn.

Alles folgt einer einfachen Regel, der des Massenwirkungsgesetzes. Hohes Eiweiß bedeutet viele Grundbausteine zur Produktion dieser gerade genannten, begehrten Substanzen und Systeme. Ein zu niedriger Eiweißspiegel, sprich zu wenige

Grundbausteine, lassen alle Körperfunktionen auf Reserve laufen. Das ist wie beim Kuchenbacken. Wenige Zutaten, kleiner Kuchen. Und wenn dann ein leidgeplagter, schlapper, müder und antriebsloser Mensch hilfesuchend zum normalen Arzt geht, findet der immer nichts: »Ihre Blutwerte sind alle in Ordnung. Machen Sie mal 14 Tage Urlaub …«, so lautet dann oft die Empfehlung.

Das Problem: Bei den normalen Blutuntersuchungen sind diese Werte nämlich nie ein Thema. Darum fallen die Defizite beim Eiweiß naturgemäß nicht auf. Grundregel:

> **Der Eiweißspiegel im Blut gilt als normal in einem Bereich von 6,6 bis 8,6 g/dl (respektive 66 bis 86 g/l). Laut meiner Definition beginnt erst ab 7,7 g/dl (77 g/l) das Leben.**

Bei tieferen Werten werden alle katabolen (abbauenden) Prozesse des Körpers begünstigt. Knochen- und Muskelabbau, ein anfälliges Immunsystem, wenig roter Blutfarbstoff, sprich schlechte Sauerstoffversorgung, mit den Symptomen Leistungsschwäche und Müdigkeit und natürlich wenig »Rückenwindhormone« im Gehirn. Erst bei Werten über 7,7 g/dl können die anabolen Prozesse wirklich effektiv stattfinden. Denn die Basis ist immer, wie wir uns erinnern, das Eiweiß.

Und da gibt es 23 verschiedene proteinogene Aminosäuren, aus denen wir bestehen. Sie sind die Bausteine der Proteine, acht davon essenziell. Das heißt, sie müssen täglich wie ein Vitamin von außen mit der Nahrung aufgenommen werden. Unter Stress verbrennen wir diese wertvollen gehirnaktiven Eiweißbausteine aber als Energie – zulasten des Gehirns.

Die Folge: Die Stimmung kippt, der Antrieb vermindert sich, Konzentration und Gedächtnisleistung schwinden. Glukoneogenese oder Energiekannibalismus nennt man dieses

Phänomen, das ich im achten Kapitel genauer beschreibe. Dort gehe ich auch explizit auf das Thema Stress ein, denn Stress ist die Seuche, die unserer Gesundheit heute am meisten zusetzt und die viele Krankheiten heraufbeschwört. Stress ist durch den Teufelskreis der abbauenden Hormonspirale auch daran schuld, dass wichtige Aminosäuren verpuffen und bestimmte Hormone in ein Ungleichgewicht geraten. Ebenso wie die ganze Vitalstoff-Balance. Das führt dann dazu, dass in unserem Fass an verschiedenen Stellen Wasser, sprich Energie, verloren geht, um hier noch mal das Bild mit den Dauben zu bemühen.

Es gibt keine wichtigste Aminosäure, die entscheidend für unsere Gesundheit ist. Jede einzelne ist lebensnotwendig, fehlt eine, sind wir tot. Deswegen stelle ich Ihnen der Reihe nach erst die acht essenziellen und dann die weiteren, für meine Check-ups sehr wichtigen Aminosäuren vor.

Die essenziellen Aminosäuren

Methionin ist Ausgangspunkt für jeglichen Eiweißaufbau. Es ist Bestandteil des Carnitins, das Fett in die Zelle zur Verbrennung transportiert. Somit wirkt Methionin fettlösend und schränkt die Fettablagerung in der Leber (Fettleber) ein. Weil es Killerzellen abwehrt und als natürlicher Krebsschutz dient, wird Methionin auch »Penicillin des Genoms« genannt. Ein Mangel gibt einen Hinweis darauf, dass verstärkt Methionin verbraucht wird, und das bedeutet: Achtung, hier besteht ein erhöhtes Risiko, an Krebs zu erkranken. Ist der Methioninspiegel in der Norm, so ist das schon einmal die halbe Miete bei der körpereigenen Krebsabwehr. Achtung: Methionin sollte niemals isoliert substituiert werden – immer gemeinsam mit hoch dosierten B-Vitaminen und Folsäure. Ansonsten würde Methionin in Homocystein umgewandelt, das wiederum die Verkalkung der Blutgefäße beschleunigen würde. Methionin kommt in der Natur in folgenden Lebensmitteln vor: insbesondere in Paranüssen, in Sesamkörnern, in rohem Lachs und in Sojabohnen. Normwert: 25 bis 36 µmol/l.

Leucin, Isoleucin und Valin, das sind die drei verzweigtkettigen Aminosäuren. Alle drei sind für den Muskelaufbau und die muskuläre Regeneration zuständig, erfüllen aber auch Einzelaufgaben. An einem Mangel erkennt man oft den übertrainierten Sportler. Zudem hat ein Defizit meist auch einen Mangel beim Gesamteiweiß zur Folge. Bei jedem dritten meiner Patienten messe ich hier Defizite.

Leucin ist für die muskuläre Ausdauer und den Aufbau von Muskelmasse zuständig, aber auch für die Bildung von Botenstoffen im Gehirn. Zusätzlich unterstützt es den Eiweißaufbau in der Leber. Und: Die Aminosäure fördert die Heilung von Leber-, Gelenk- und Muskelgewebekrankheiten. Natürliche Quellen von Leucin sind roher Lachs wie Sashimi, Hähnchenbrustfilet, Rindfleisch, Erbsen und Walnüsse. Normwert: 111 bis 149 µmol/l.

Isoleucin ist unter anderem eine gehirnaktive Aminosäure. Sie produziert Botenstoffe fürs Gehirn und ist gleichzeitig wichtig für die muskuläre Ausdauer. Isoleucin ist weiterhin an der Hormonproduktion des Organismus beteiligt. Vor allem vorhanden in Lachs, Hähnchenbrustfilet, Rindfleisch, Eiern oder Erbsen. Normwert: 60 bis 90 µmol/l.

Valin ist die dritte verzweigtkettige Aminosäure und sorgt ebenfalls für den Muskelaufbau, für die muskuläre Regeneration sowie für ein starkes Immunsystem. Im zentralen Nervensystem wirkt Valin als Vorstufe des Glutamats, eines wichtigen Botenstoffes im Gehirn. Lebensmittel wie Erbsen, Linsen, Lachs und Eier enthalten diesen Eiweißbaustein. Normwert: 207 bis 277 µmol/l.

Lysin ist besonders bei Vegetariern und erst recht bei Veganern die »tiefste Daube im Fass«, denn diese Aminosäure kommt hauptsächlich in tierischem Eiweiß vor. Ein Lysinmangel führt zu verstärkten (Virus-)Infektionen, zu Haarausfall und zu Wachstumsstörungen. Der Grund: Es regt die Produktion des Wachstumshormons (HGH) an und ist der physiologische Jungbrunnen unseres Körpers. Darum ist dieses Hormon auch bei Erwachsenen sehr begehrt, weil es Fett ab- und Muskelmasse aufbaut. Im Sport ist es das wirksamste verbotene Dopingmittel zur Leistungssteigerung – die körpereigene Produktion anzuregen ist selbstverständlich erlaubt. Da diese Aminosäure so wichtig ist, ist sie ein integraler Bestandteil meiner Aufbauinfusionen. Natürliches Vorkommen in kleinen Mengen in Sprossen von Soja und Alfalfa, grünem Gemüse, Petersilie, Sellerie und vor allem in Milch, Eiern, Fleisch und Fisch. Normwert: 140 bis 210 µmol/l.

Phenylalanin ist eine der wichtigsten gehirnaktiven Aminosäuren. Aus ihr werden gemeinsam mit dem Tyrosin gleich vier Hormone gebildet: Das Hauptantriebshormon Dopamin sowie Noradrenalin, ACTH und Endorphine. Der Eiweißbaustein ist wesentlich für den inneren Antrieb und die positive Grundstimmung sowie für die Belastbarkeit und Resilienz eines Menschen verantwortlich. Um meinen manchmal schon angeschlagenen Patienten schnell zu helfen, ist dieser natürliche essenzielle Eiweißbaustein ebenfalls hoch dosiert in meinen Aufbauinfusionen enthalten.

Kinder mit ADHS haben hier übrigens ebenfalls oft ein Defizit: Entweder fehlt es ihnen an Phenylalanin oder aber an den Katalysatoren wie Folsäure und B-Vitamine zur Hormonproduktion. Dies ist oft einem hohen Zuckerkonsum geschuldet. Kinder haben eine vierfach höhere Süßschwelle. Das bedeutet, das Kind braucht die vierfache Zuckermenge im Vergleich zu einem Erwachsenen, um einen Geschmack als süß zu empfinden. Zucker macht nicht nur süchtig, sondern mit dem Süßen gehen auch viele Vitamine verloren. Oft verbessern sich ADHS-Zappelphilipp-Symptome allein schon, indem man Zucker reduziert und die Vitaminzufuhr erhöht. Das viel zu freizügig verschriebene Medikament Ritalin greift übrigens beim Dopaminstoffwechsel künstlich ein und soll das bewirken, was das Phenylalanin und die Vitamine auf natürliche Art und Weise geschafft hätten. Sojabohnen, Kürbiskerne, Erbsen, Rindfleisch, Lachs und mageres Hühnerfleisch sind natürliche Phenylalanin-Lieferanten. Normwert: 51 bis 70 µmol/l.

Threonin ist die Schlüsselsubstanz zur Bildung des Endothel-Relaxing-Faktors. Sie ist also wichtig für die Weitstellung der Blutgefäße und sorgt so für die Durchblutung des Körpers, des Herzens, des Gehirns. Ein Mangel bedeutet fast immer eng gestellte Gefäße, Müdigkeit, bis hin zu Herzbeschwerden. Damit Threonin optimal wirken kann, müssen auch Magnesium, Vitamin B3 und B6 ausreichend vorhanden sein. Threonin kommt in Rindfleisch, Fisch, Walnüssen, Eiern, Papayas, Karotten und Blattspinat vor. Normwert: 120 bis 188 µmol/l.

Tryptophan ist Ausgangssubstanz für das Serotonin, das »Chefhormon«. Doch ganz so schnell geht es nicht. Tryptophan wird zunächst unter Verbrauch von Folsäure in das 5-Hydroxy-Tryptophan umgewandelt, aus dem dann erst unter Einwirkung von Vitamin B6 das wirksame Serotonin entsteht. Eine entspannte Geisteshaltung, gute Laune, Überblick und Zuversicht haben also biologische Ursachen, die man biochemisch sehr exakt beschreiben, messen und optimieren kann. Fehlt nur ein Baustein in dieser Kette, sieht es mit der Hormonproduktion mau aus.

Serotonin ist also das Hormon der inneren Ruhe, des Glücks und fungiert als Stressregulator. Bei einem Mangel denkt man mehr in Problemen als in Lösungen. Darum werden von der Schulmedizin bei Depressionen die sogenannten selektiven Serotoninwiederaufnahmehemmer (SRRI) eingesetzt. Sie sollen bei einer verringerten Serotonin-Eigenproduktion die Restwirkung dieses Hormons verlängern. Ein typisches Beispiel für die symptomatische Vorgehensweise dieser Art der Medizin. Anstatt die Serotonin-Eigenproduktion durch mehr Tryptophan anzuregen, werden Psychopharmaka verordnet. Für mich ist das ein Armutszeugnis und der Beweis dafür, dass Ärzte, die so etwas verordnen, bei ihrer Biochemievorlesung geschlafen haben. Jeder, der googeln kann, findet heraus: ohne Tryptophan kein Serotonin!

Tryptophan ist typischerweise erniedrigt bei Stress oder bei überforderter Abwehr des Körpers. Es ist auch die Schlüsselsubstanz zur Herstellung des Melatonins. Das wird nämlich aus Serotonin gebildet. Wenig Serotonin, wenig Melatonin – davon kann man immer ausgehen. Melatonin sorgt dafür, dass wir durchschlafen und nicht, wie bei Stress und Problemen üblich, uns nachts im Bett wälzen und keinen Schlaf finden. Enthalten ist die Aminosäure in Sojabohnen, Cashewkernen, Erbsen, Fisch, Geflügel und Fleisch. Normwert: 37 bis 56 µmol/l.

Weitere Aminosäuren

Die nächsten beiden Aminosäuren sind keine essenziellen Aminosäuren, sondern semi-essenzielle, das heißt, sie sind im Kindesalter essenziell. Für das Minimumgesetz und den Gesundheitscode haben die beiden, Arginin und Histidin, dennoch Relevanz:

Arginin ist wie gesagt für Erwachsene keine essenzielle Aminosäure. Trotzdem zählt Arginin zu meinen Lieblingsaminosäuren. Es ist wichtig für die optimale Durchblutung des

Herzens und des ganzen Körpers. Auch die Sauerstoffversorgung des Gehirns wird optimiert und die Gehirnleistung verbessert. Gleiches gilt für die Beckengefäße. Besonders profitieren hier Männer mit sogenannter erektiler Dysfunktion, sprich mit Erektionsstörungen. Aber auch Frauen verhilft Arginin über eine verstärke Beckendurchblutung zu erhöhter Libido.

Arginin weitet aber nicht nur die Blutgefäße, gemeinsam mit Threonin repariert es sie auch und verhindert Plaquebildung. Darum wird Arginin auch das »Penicillin des Endothels« genannt. Und last but not least ist bewiesen, dass Arginin das gefährliche Stresshormon Cortisol abbaut. Das ist in der heutigen Zeit bei vielen Menschen erhöht und kann durch ausreichende Dosen an Arginin abgebaut werden. Darum ist Arginin ebenfalls hoch dosiert in meinen Aufbauinfusionen enthalten. Natürliche Argininquellen sind alle Eiweißspender wie Hühnerbrustfilet, Rindfleisch, Fisch, vor allem Lachs und Thunfisch, Eier, Erbsen, Nüsse (besonders Wal-, Hasel- und Cashewnüsse). Zwischen 3000 bis 5000 mg täglich ist die empfohlene Dosierung, um zum Beispiel erhöhten Blutdruck zu senken, Arteriosklerose vorzubeugen, eine erektile Dysfunktion zu beheben und Stresshormone abzubauen. Normwert: 110 bis 180 µmol/l.

Histidin wird benötigt zum Aufbau des sauerstoffübertragenden Hämoglobins. Die Aminosäure reguliert das Zellwachstum und die Regeneration. Sie wird in den Zellkraftwerken, den Mitochondrien, zur Sauerstoffübertragung und damit zur Kraftentfaltung benötigt. Außerdem wird aus Histidin das Gewebshormon Histamin hergestellt. Es wird bei der Abwehr gegen Fremdstoffe durch unser Immunsystem ausgeschüttet. Das ist beispielsweise bei jeder Brennnesselberührung zu sehen und als Juckreiz zu spüren. Das Histamin aktiviert dann die

Leukozyten, um die Abwehrreaktion zu unterstützen. Außerdem steigert es unser Lustempfinden. Natürliche Lieferanten dieses Eiweißes sind Sojabohnen, Linsen, Steak oder Hühnerbrust. Normwert: 60 bis 114 µmol/l.

Auch die folgenden beiden Aminosäuren sind zwar nicht essenziell, aber entscheidend, damit im Körper alles rund läuft:

Prolin verbindet im Gehirn die Neuronen mit den sogenannten Gliazellen. Zusammen bilden sie das Gliazellen-Neuronen-System. Bei einem Prolinmangel ist die Kommunikation zwischen beiden Arealen gestört. Das hat Auswirkungen auf das Dopamin- und Serotoninsystem unseres Gehirns. Die Neuroglia ist auch Sitz des Bewusstseins und der Kreativität. Prolin schützt unsere Zellen vor Stress, UV-Strahlung, Kälte und toxischen Schwermetallen. Lysin und Prolin zusammen sind Regulatoren und Stabilisatoren des genomischen Profils, sprich der Erbinformation in der Zelle. Darüber hinaus sind diese beiden Eiweißbausteine Treibstoff für die Zellen des Bindegewebes, die Fibroblasten. Enthalten ist Prolin insbesondere in Hülsenfrüchten und Sojabohnen, aber auch in Fleisch, Nüssen und Samen. Normwert: 10 bis 25 µmol/l.

Tyrosin ist wie auch das Phenylalanin zuständig für die Dopamin- und Noradrenalin-Produktion im Gehirn. Noradrenalin gilt als »Dünger für das Gehirn«, da unter Einfluss dieses Hormons schneller Dendriten und Synapsen wachsen können. Das bedeutet: Bei einem höheren Spiegel lernt man schneller und ist belastbarer. Folglich ist Tyrosin ebenfalls als Wirkstoff in meinen Aufbauinfusionen vorhanden. Tyrosin befindet sich in unseren Lebensmitteln in Parmesan, Gouda, Schweineleber, Kürbiskernen oder Erdnüssen. Normwert: 50 bis 76 µmol/l.

Insgesamt kann ich die Wichtigkeit der Eiweiße gar nicht oft genug hervorheben. Sie ahnen ja nicht, wie häufig ich beim Gesamteiweiß einen traurig niedrigen Spiegel messe und wie häufig wichtige essenzielle Aminosäuren fehlen. Darum ist das sogenannte Aminogramm eine grundlegende Säule der Diagnostik und der Therapie in meiner Praxis. Meist kann ich schon mit einem Blick auf das Aminogramm die Achillesferse meiner Patienten erkennen, ganz ohne Anamnese.

Der Klassiker, gerade bei psychischer Belastung, sind Defizite bei den gehirnaktiven Aminosäuren Tryptophan, Phenylalanin und Tyrosin. Daraus resultieren als augenfällige Symptome mangelnde Lebensfreude, wenig Antrieb, Konzentrations- und Gedächtnisstörungen, mangelnde Resilienz bis hin zu Affektinkontinenz und Aggression.

Fehlen die verzweigtkettigen Aminosäuren, berichten die Patienten typischerweise über Probleme beim Muskelaufbau bzw. der muskulären Regeneration.

Bei einem Mangel an Arginin ahne ich, dass das Stresshormon Cortisol schon längere Zeit erhöht ist. Beim Versuch des Körpers, Cortisol abzubauen, verbraucht er vermehrt Arginin. Das führt zu einem Mangel. Fehlt zusätzlich noch Threonin, weiß ich sofort, dass die Selbstheilungskräfte des Körpers gegen Arteriosklerose erschöpft sind, bedingt durch erhöhte Werte bei Blutfetten, Blutdruck, Harnsäure, Homocystein etc. Diese beiden Aminosäuren Arginin und Threonin bilden – eine ausreichend hohe Konzentration vorausgesetzt – einen Schutzschild für die Blutgefäße.

Die entscheidenden Vital-Fettsäuren

Jede einzelne Zellmembran unseres Körpers ist aus Fetten aufgebaut. Die wichtigsten Vertreter essenzieller Fettsäuren sind die Linolsäure (Omega-6-Fettsäure) sowie die Alpha-Linolensäure (Omega-3-Fettsäure). Fehlen dem Körper die wichtigen Fettsäuren, kommt es zu Störungen im Zellmembranaufbau und zu Hautveränderungen. Entzündungen und Infekte treten häufiger auf, daraus folgen Haarausfall und Wachstumsstörungen.

In der Regel liefert unsere heutige Nahrung einen hohen Überschuss an Omega-6-Fettsäuren bei einem Mangel an Omega-3-Fettsäuren. Zu viel Omega-6-Fette können sich beispielsweise in unseren Blutgefäßen ablagern und zur gefürchteten Gefäßverkalkung führen sowie Entzündungsprozesse fördern. Entzündungsprozesse wiederum begünstigen die Gefäßverkalkung.

Als Faustregel gilt: Alle Fette, die im Kühlschrank fest werden, gehören der Omega-6-Riege an und sollten mit Vorsicht genossen werden. Das sind vor allem die tierischen Fette. Dazu zählen aber auch die angeblich so gesunden (gehärteten!) Pflanzenfette, die wir in Margarine finden. Diese Fettsäuren kommen in der Natur überhaupt nicht vor und schaden mehr, als sie nutzen. (Merksatz: Iss nichts, wofür geworben wird. Gesundes Essen braucht keine Werbung!)

Ausgenommen von der »Kühlschrank-Regel« sind Kaltwasserfische wie Lachs, Makrele, Thunfisch und Hering. Sie liefern gleichzeitig am besten die gesunden Fette, da die Natur sie mit Omega-3-Fettsäuren isoliert hat. Wären Sie mit Omega-6-Fetten gegen das kalte Wasser geschützt, wären sie hart wie ein Brett und könnten nicht schwimmen. Aber auch kalt gepresste Öle wie Leinöl, Distel- und Rapsöl sind gute Omega-3-Quellen. Werden diese Fette erhitzt, verlieren sie ihren gesundheitsfördernden Nutzen.

Mein Tipp: Leinöl sollte sich in jedem Haushalt befinden. Ist so eine Leinöl-Flasche erst einmal geöffnet, muss sie in einer dunklen Flasche im Kühlschrank aufbewahrt werden. Mindestens dreimal täglich sollten Sie einen Esslöffel Leinöl zu sich nehmen, denn es enthält neben Omega-3-Fettsäuren auch Mangan, Vitamin B6, Folsäure, Magnesium, Phosphor und Kupfer. Auf mindestens fünf Gramm Omega-3-Fettsäuren sollten Sie täglich kommen. Eskimofrauen essen zehn Gramm täglich und sind damit – zusammen mit den hohen Vitamin-D-Mengen aus den Fischen bzw. deren Leber (Lebertran) – perfekt gegen Brustkrebs geschützt. Unter traditionell lebenden Inuit sind Brustkrebsfälle unbekannt.

Die im Übermaß eher ungünstigen Omega-6-Fette haben neben der Gefäßverkalkung noch eine weitere äußerst ungünstige Eigenschaft. Sie versorgen uns unfreiwillig mit einer ungeahnten Menge an Entzündungsmediatoren. Entzündungen sind Grundlage fast jeder Erkrankung. Darum sollten wir unseren Körper tunlichst vor unnötiger Entzündung schützen. Die größten Entzündungsmediatoren sind Omega-3-Fettsäuren, im Speziellen Prostaglandine, Hydroxyfettsäuren, Leukotrine, Lioxyn und Thromboxan.

Unter dem Strich brauchen Sie sich nur zu merken, dass diese Entzündungsstoffe alle aus einem Zuviel an Omega-6-Fettsäuren – genauer gesagt Arachidonsäure – gebildet werden. Diese eher ungünstigen, da entzündungsfördernden Fettsäuren kommen hauptsächlich in tierischen Fetten, Eiern und Milchprodukten vor. Folglich leiden Menschen, die einen hohen Anteil an Omega-6-Fettsäuren verzehren, signifikant häufiger an entzündungsassoziierten Krankheiten wie Arthrose, Herzinfarkt, Diabetes, Rheuma, Neurodermitis, Asthma und Krebs.

Mit unserem heute üblichen modernen Essen holen wir uns 10- bis 20-mal mehr Omega 6 ins Haus, als das Naturvölker tun. Die wiederum leiden auffällig selten bis gar nicht unter unseren Zivilisationskrankheiten.

In der modernen Tabletten-Medizin geben wir viel Geld dafür aus, die selbst verursachten Entzündungen künstlich zu stoppen. Am besten gelingt das bekanntlich durch Cortison. Cortison hemmt die Freisetzung sämtlicher oben erwähnter Entzündungsstoffe und kommt daher immer dann zum Einsatz, wenn der Arzt nicht weiterweiß. Mittlerweile wissen *wir* aber alle, dass durch die Gabe dieses stark wirksamen abbauenden Hormons nicht nur Entzündungsreaktionen unterdrückt, sondern gleichzeitig als unerwünschte Nebenwirkung alle aufbauenden Funktionen des Körpers ebenfalls höchst effektiv unterdrückt werden. Im Klartext: Osteoporose und Muskelabbau werden gefördert, das Immunsystem wird heruntergefahren. Und kaum setzt man das Cortisonpräparat wieder ab, kehrt die Entzündung zurück. Dann bleibt uns immer noch das Aspirin mit seinem Wirkstoff Acetylsalicylsäure, kurz ASS, welcher wenigstens einen Teil der Entzündungsstoffe, nämlich die Prostaglandinbildung, verhindert. Und jetzt kommt die wahre Lösung: Omega-3-Fettsäuren verhindern die Bildung *aller* Entzündungsstoffe, indem sie Omega-6-Fettsäuren verdrängen – und das ganz frei von unerwünschten Nebenwirkungen.

Daher: Menschen, die viel Lein-, Raps-, Distel- oder Walnussöl zu sich nehmen, löschen ihr Entzündungs-Feuer im Körper. Eine entsprechende Ernährung zeigt schon nach zwei Monaten eine deutliche Verbesserung der Symptome. Auch Menschen, die traditionell sehr viel Fisch essen, wie die Grönlandeskimos, leiden praktisch nie an entzündlich induzierten Krankheiten. Die fetten Seefische sind übrigens ihre einzige tierische Quelle für Omega-3-Fettsäuren.

Achtung: Während einige Wochen nötig sind, um das durch Omega-6-Fettsäuren entzündete Feuer im Körper zu löschen, kann eine einzige falsche Mahlzeit die Glut von Neuem entfachen. Das lässt sich im Blut durch den Anstieg der Entzündungsparameter nachweisen, nämlich durch Messen des CRP-Werts (C-Reaktives Protein). Dieser Wert sollte sich möglichst im unteren Normbereich befinden. Das wären die Parameter, die Sie auch einmal beim Hausarzt messen lassen könnten. Tiefe Werte machen eine Entzündung unwahrscheinlich.

Unverzichtbare Mineralstoffe für Fitness- und Leistungsfähigkeit

Selen ist ein essenzielles Spurenelement und sehr ungleich verteilt auf unserem Planeten. Wir wohnen eher auf der Schattenseite, das heißt, in unseren Böden findet sich wenig Selen. Doch zählt das Spurenelement zu den wichtigen Antioxidanzien, die den Körper vor gefährlichen freien Radikalen schützen. Außerdem kann Selen Schwermetalle wie Aluminium (aus Deo, Cremes, Nespresso-Kapseln) binden sowie Arsen, Blei, Cadmium und Quecksilber.

Unter dem Strich gilt: Krebsschutz beginnt ab einem Selen-Blutspiegel von 140 µg/l – es darf auch ruhig etwas mehr sein. In der deutschen »freien Wildbahn« hat das fast niemand. Die meisten meiner Patienten »dümpeln« bei einem Wert zwischen 70 und 90 µg/l. In Guatemala oder Teilen der USA und Kanada sieht das ganz anders aus: Laut WHO liegt der Durchschnitt in den USA bei 160 µg/l, in Kanada bei 190 µg/l, in Guatemala bei 240 µg/l. Davon sind wir hierzulande ein ganzes Stück entfernt.

Natürlich kann ich niemanden dazu verdonnern, seinen Selenspiegel eventuell auch durch eine Nahrungsergänzung anzuheben. Sinnvoll wäre es. Bei meinen Patienten mache ich das, notfalls sogar per Infusion, wenn es schnell gehen soll. Ich selbst nehme jedenfalls als erste Amtshandlung jeden Morgen 200 µg Selen ein.

Last but not least hebt Selen die Laune – auch weil Selen ein wichtiger Baustein für die Gehirnbotenstoffe ist, etwa für Serotonin.

Zink stellt bei vielen meiner Patienten den unerkannten »Flaschenhals« dar. Häufig trennt sie einfach ein viel zu niedriger Zinkspiegel von ihrer optimalen Gesundheit, Leistungsfähigkeit und geistigen Frische. Zink verwandelt gegessenes Eiweiß in körpereigenes Eiweiß, sprich essenzielle Aminosäuren in korpereigene Strukturen: in Muskelmasse, Knochenwachstum, in das Immunsystem und nicht zuletzt in die Hormone, die unser Gehirn beflügeln. Zink ist der Katalysator bei unzähligen Prozessen im Körper, die bei einem Mangel alle auf Sparflamme laufen und Körper und Geist lähmen. Kaum fülle ich Zink auf, geht die Post wieder ab. Darum ist Zink ein unabdingbarer Baustein in meiner Diagnostik. Manche depressiven Patienten verfügen zwar über genügend gehirnaktive Aminosäuren für den Hormonaufbau im Gehirn, allein ein tiefer Zinkspiegel lähmt den Stoffwechsel. Natürlich kann man auch Läuse und Flöhe haben, sprich wenig Zink und einen Mangel an Aminosäuren. Darum ist ja auch die Messung so wichtig, um das alles zu objektivieren.

Zink stärkt zudem das Immunsystem und beugt auf diese Weise Infekten und Infektionserkrankungen vor – auch bei Kindern. Allerdings gehören stark zinkhaltige Lebensmittel oftmals nicht auf den Speiseplan von Kindern. Besonders zinkhaltig sind zum Beispiel Austern, Leber und Lammfleisch, manche Käsesorten, Linsen und Nüsse. Treten viele Atemwegsinfekte bei Kindern wie bei Erwachsenen auf, liegt das oftmals an einem zu niedrigen Zinkspiegel im Blut.

Magnesium müsste in meiner Wertung fast die Goldmedaille bekommen, steuert es doch mehr als 300 Enzyme mit allen nachfolgenden Stoffwechselprozessen. Ein Mangel äußert sich oft schlecht greifbar in chronischen Erschöpfungszuständen. Darum läuft Magnesium bei meinen Infusionsprogrammen immer mit, schließlich ist es das Salz der inneren Ruhe und Belastbarkeit. Hier habe ich vom verblichenen Heilpraktiker Manfred Köhnlechner gelernt, der seiner prominenten Klientel in München-Grünwald Magnesium als »Wunder-Infusionen« verabreichte und teuer verkaufte, natürlich ohne etwas über den Inhaltsstoff zu verraten. Täglich berichtete die *Bild*-Zeitung dann von angeblichen Wunderheilungen bei seinen VIP-Patienten.

Die Wirkung von hoch dosiertem Magnesium ist wirklich deutlich spürbar – doch man muss gar kein Wunder daraus machen. Magnesium entspannt Körper und Geist. Verspannte Muskeln werden locker, auch die der Gefäßmuskulatur und der Herzkranzgefäße. Dadurch sinkt der Blutdruck, ein wohliges Wärmegefühl durchströmt den Körper, und der Großrechner im Oberstübchen fährt herunter. Für mich ist das immer wieder wie ein kleiner Urlaub zwischendurch.

Therapeutisch setze ich Magnesium bei Migräne, Tinnitus und Hörsturz ein. Sinnvoll ist es jedoch, schon im Vorfeld für einen hohen Magnesiumspiegel zu sorgen, damit diese Symptome erst gar nicht auftreten. Da sich 99 Prozent des Magnesiums nicht im Blut, sondern in der Zelle befinden, muss man das Spurenelement ganz schön lange auffüllen, um alle Zellen zu erreichen. Magnesium sollten wir theoretisch im grünen Blattgemüse finden, es ist in der heutigen Ernährung aber immer weniger vertreten. Wer viel schwitzt (Sportler), verliert viel Magnesium, und gestresste Menschen leiden fast regelmäßig unter Magnesiumdefiziten. Treten Muskelkrämpfe oder Stresssymptome wie Tinnitus und Hörsturz auf, ist der Zug schon lange abgefahren. Dann ist der Magnesiumspiegel meist weit unterhalb der unteren Norm.

Um den Spiegel möglichst im oberen Normbereich zu halten, rate ich zu einer täglichen Magnesiumgabe. In der Regel reichen 600 mg über den Tag verteilt aus. Doch jeder Mensch ist anders. Darum ist es immer besser, den Blutspiegel einer essenziellen Substanz zu kontrollieren. Und der sollte beim Magnesium immer zwischen 0,9 bis 1,1 mmol/l liegen. Die meisten Menschen liegen leider darunter.

Es gibt eine Menge Magnesiumpräparate, die schlecht bis gar nicht wirken. Darum empfehle ich meinen Patienten ein reines Magnesiumcitrat ohne künstliche Geschmacks- und Farbstoffe, wie es in Deutschland nur eine Firma (Empfehlungen siehe Anhang) anbietet. Theoretisch gibt es noch andere Präparate mit guter Bioverfügbarkeit, doch leider immer mit schädlichen Zusatzstoffen.

Lithium ist ein silberweißes Leichtmetall. Bei einem Mangel wird häufig mit Anti-Depressiva gegengesteuert. Sind die Werte im normalen Bereich, ist die Depression manchmal wie weggeblasen. Lithium kommt als Salz in Mineralwasser vor und ist in sehr geringen Dosen auch im menschlichen Körper vorhanden; das Element ist nicht essenziell, hilft jedoch hervorragend bei Depressionen und auch bei Kopfschmerzen.

Vitamine: die wichtigsten für Ihre Gesundheit

Vitamin B – darunter wird eine Gruppe aus acht Vitaminen zusammengefasst, die in tierischen und pflanzlichen Lebensmitteln vorkommen. Der ausgewogene, natürliche Vitamin-B-Komplex unterstützt die Funktionen des Nervensystems und hält uns psychisch im Gleichgewicht. Wir erinnern uns: Erst durch Folsäure und Vitamin B6 kann aus Tryptophan wirklich das Hormon Serotonin entstehen. Aus diesem Grund werden die Vitamine der B-Gruppe auch als Nervennahrung bezeichnet: Sie leisten einen wichtigen Beitrag zu einem entspannten Leben. Bis auf Vitamin B12 sind alle B-Vitamine wasserlöslich. Das bedeutet, der Körper kann sie nicht speichern. Wir müssen sie täglich in ausreichender Menge über die Nahrung zu uns nehmen.

Das Problem ist nur, dass unsere Lebensmittel wegen der Monokulturen und der oftmals übersäuerten Böden nicht mehr so vitaminreich sind. Außerdem tragen unsere ungesunde Ernährungsweise (viel Zucker, Kaffee, Alkohol, prozessierte Nahrung etc.) und Stress zu einem übermäßigen Vitamin-B-Verbrauch bei. Aus diesem Grund stelle ich immer wieder Mangelerscheinungen fest.

Vitamin C schaltet freie Radikale aus und spielt eine wichtige Rolle für unser Immunsystem. Es fungiert als Gefäßschutz, kräftigt das Bindegewebe und beschleunigt die Wundheilung. Darüber hinaus reguliert es den Hormonhaushalt, fördert die Aufnahme von Eisen im Darm und hat entgiftende Fähigkeiten. So kann es toxische Substanzen wie Formaldehyd, Nitrosamine oder Nikotin unschädlich machen. Vitamin C ist wasserlöslich und kann vom Körper nicht selbst hergestellt werden. Wichtige Vitamin-C-Lieferanten sind Zitrusfrüchte und Beeren, ebenso wie Paprika, Kohl, Brokkoli, rohes Sauerkraut, Petersilie und Kresse. Wenn man zusätzlich Vitamin C zuführt, dann in abgepufferter Form, zum Beispiel als Calcium- oder Natriumascorbat, oder als Kapsel, die sich erst im Dünndarm auflöst.

Vitamin D schenken uns die Sonne und der Lebertran. Daher nimmt Vitamin D eine Zwitterstellung ein, weil Vitamine per Definition nicht von unserem Körper selbst produziert werden können, sondern zwingend über die Nahrung aufgenommen werden müssen. Bei reichlich Sonneneinstrahlung (UV-B-Licht) kann Vitamin D aber auch in der Haut gebildet werden. Darum ist es streng genommen kein wirkliches Vitamin, sondern eher ein »Sonnen-Hormon«. Es ist fettlöslich und übernimmt viele Aufgaben in unserem Organismus. Es stärkt die Knochen und ist für die Muskelkraft zuständig, warum es lange Zeit auch Rachitis-Vitamin hieß. Heute wissen wir, dass Vitamin D noch viel mehr Aufgaben in unserem Körper übernimmt. Finnland liegt noch höher im Norden und weist in Europa die höchste Rachitis-Rate auf. Rachitis-Kinder wiederum haben 80-mal häufiger Diabetes Typ 1 als gesunde Kinder. Schuld ist auch hier der Vitamin-D-Mangel. Ist der Typ-1-Diabetes aber erst einmal aufgetreten, kann er durch Vitamin D nicht wieder geheilt werden. Bei Typ-2-Diabetikern wird durch Vitamin D die Glukosetoleranz verbessert. Auch bei Herz-Kreislauf-Erkrankungen spielt ein Defizit an Vitamin D eine große Rolle, ebenso bei Bluthochdruck, Autoimmunkrankheiten, Hirnleistungsstörungen bis hin zu Parkinson und Demenz sowie bei der Entstehung von Krebs, zum Beispiel im Darm, in der Brust, in der Prostata oder im Blut.

Zur Vorsorge empfehle ich meinen Patienten 3000 I.E. (Internationale Einheiten) mindestens täglich einzunehmen. Eskimos schaffen das über Lebertran oder 300 Gramm Heringe täglich – möglichst roh, um das Vitamin D nicht durch Hitze zu zerstören. Ich persönlich ziehe Vitamin-Tabletten vor. Meine Empfehlung: Vitamin D dreimal eine Kapsel (jeweils 1000 I.E) täglich vor allem in den dunklen Wintermonaten bis April, wenn die Sonne nicht steil genug steht, um die Vitamin-D-Produktion in unserer Haut zu ermöglichen.

Fast 100 Prozent der deutschen Bevölkerung hat über die Wintermonate einen Vitamin-D-Mangel. Das unterstreichen auch meine persönlichen Analysen: Von Oktober bis Ende April messe ich nämlich den Vitamin-D-Spiegel im Blut meiner Patienten. Das Ergebnis ist, höflich ausgedrückt, ernüchternd. Einen schweren Mangel messe ich viel häufiger als eine genügende Versorgung. Inzwischen hat sogar die konservative Deutsche Gesellschaft für Ernährung – die im Gegensatz zu mir sonst wenig von Vitaminsubstitutionen hält – die Empfehlung um das Vierfache angehoben. Würden wir in Afrika, Südostasien oder auf den Seychellen leben, wäre Vitamin D für uns kein Problem.

Ist der Winter vorbei, empfehle ich, dosiert in die Sonne zu gehen. Ein leichter Teint ist gesund und wichtig! Und wenn wir uns regelmäßig im Freien aufhalten, produziert die Haut 80 bis 90 Prozent des Bedarfs an Vitamin D selbst. Die restlichen 10 bis 20 Prozent muss der Mensch über die Nahrung aufnehmen. Einen hohen Anteil an Vitamin D haben fette Fischsorten wie Lachs oder Hering. Und, wie bereits erwähnt, Lebertran.

Vitamin E zählt zu den fettlöslichen Vitaminen. Vitamin E ist ein Zellschutzvitamin. Es schützt die Körperzellen vor freien Radikalen und wirkt Ablagerungen in den Blutgefäßen entgegen. Es beugt Krebs, Alzheimer und Diabetes vor. Außerdem hilft ein gesunder Vitamin-E-Pegel, dass die Haut straff bleibt, und sorgt dafür, dass Wunden schneller heilen, weil sich neue Zellen unter seiner Mitwirkung, ohne dass sie von freien Radikalen angegriffen werden, neu bilden können. Vitamin E schützt die Haut auch vor der Sonne – sowohl innerlich als auch äußerlich. Gute Quellen für Vitamin E sind pflanzliche Öle etwa Weizenkeimöl, Sonnenblumenöl, Maiskeimöl oder Olivenöl, aber auch Nüsse, Samen oder Eier.

Vitamin K2 verringert die Bildung von Plaque in den Arterien und sorgt dafür, dass unsere Knochen stark bleiben und wir

Osteoporose vorbeugen. Vitamin K2 ist in Fleisch und in fermentierten Nahrungsmitteln wie Sauerkraut, Käse und Quark enthalten, ebenfalls in Leber und anderen tierischen Produkten. Nach Meinung einiger Wissenschaftler ist eine tägliche Vitamin-K2-Aufnahme von 200 bis 500 Mikrogramm über die Nahrung notwendig, um einen guten Vitamin-K2-Status zu erreichen.

5. FÄLLE AUS MEINER PRAXIS

Viele meiner Patienten suchen mich auf, weil sie sich müde und ausgebrannt fühlen, andere weil sie Schmerzen haben. Oftmals bedingt durch die Nebenwirkungen der Medikamente, die sie einnehmen, oder weil sie sich falsch ernähren. Hier vier Fälle:

Fall 1: »Ich bin geistig nicht mehr fit und fühle mich durch die Medikamente ruhiggestellt.«

Klaudia E. (52) leitet ein Hotel im österreichischen Skiort Saalbach und hatte 15 Jahre mit Umbau, Modernisierung, Hotelalltag und Muttersein viele tägliche Pflichten, die sie forderten. Bis sie – als ein Anbau nicht fertig wurde – mit Verdacht auf Lungenentzündung in das nächstgelegene Krankenhaus eingeliefert wurde. Wochenlang war sie in der Klinik – die eigentliche Ursache war aber ein »schweres Burnout-Syndrom«. In der Folge erhielt sie Psychopharmaka, die sie ruhigstellten.

»Ich bin geistig nicht mehr fit, träge und ruhiggestellt«, klagte sie, als sie vor sechs Jahren in meine Praxis kam. Also machten wir einen Blut- und Speicheltest für die Hormone. Die Untersuchungsergebnisse zeigten: Das Stresshormon Cortisol war, wie vermutet, massiv erhöht. Wie wir wissen, unterdrückt das Cortisol das Immunsystem – daher die Lungenentzündung. Zusätzlich unterdrückt das Cortisol die wichtigen »Rückenwindhormone« im Gehirn, das Antriebshormon Dopamin und das Stimmungshormon Serotonin. Diese Hormone sind Gegenspieler. Des Weiteren initiiert Cortisol die Verbrennung von Eiweiß als Energie, was von der Natur höchstens für einen ganz kurzen Zeitraum vorgesehen ist. Bei längeren Stressphasen sind die Eiweißreserven irgendwann aufgebraucht. Das hat zur Folge, dass auch bei sinkendem Stresshormon die Rückenwindhormone nicht wieder ansteigen. Die Grundbausteine zur Hormonproduktion sind als Energie verpufft. Logischerweise diagnostizierte ich bei ihr deutliche Defizite bei den gehirnaktiven Aminosäuren. Nur wenn man diese essenziellen Aminosäuren auffüllt, kann die körpereigene Hormonproduktion wieder anspringen. Nach entsprechender Substitution dieser natürlichen Substanzen konnten die Psychopharmaka langsam ausgeschlichen werden.

Innerhalb weniger Wochen kam die gute Laune von Klaudia E. zurück, und sie fühlte sich fit und geistig rege. »Mein Leben hat wieder zu strahlen begonnen, Sie können sich gar nicht vorstellen, wie sehr es sich verschönert hat«, sagte sie mir nach einer dreimonatigen Kur.

Dreimal ist sie in den vergangenen Jahren zu mir gekommen, alle zwei Jahre, um ihre Werte überprüfen und um etwaig entstandene Defizite wieder auffüllen zu lassen. »Ich habe so viel gearbeitet, warum sollte ich jetzt, wo ich mir meine persönlichen Wünsche erfüllen kann, müde und kaputt sein, wenn das Leben so toll sein kann?«, fragt Klaudia E. und nennt mich ihren »Wegbegleiter«. Denn, so ihre Einstellung: »Du musst dich glücklich machen und dein Leben selbst gestalten. Das geht. Und wenn du glücklich bist, kannst du auch andere glücklich machen.«

Warum ich grundsätzlich meine Patienten möglichst schnell von den Psychopharmaka befreien möchte? Laut Schulmedizin können Psychopharmaka »jahrelang problemlos eingenommen werden«. Doch diese Meinung deckt sich nicht mit meiner Erfahrung. Denn langfristig verändern Psychopharmaka das Wesen eines Menschen: Sie dämpfen mit etwas Glück zwar die Tiefen im Leben, leider aber auch die Höhen. Doch eben diese Emotionen sind es, die das Leben ausmachen. Natürlich wünschen wir uns mehr Höhen als Tiefen. Man muss aber die Tiefen kennen, um die Höhen genießen zu können. Psychopharmaka flachen beides ab. Die Folge: Man nimmt am eigenen Leben emotional weniger teil. Darum sollte man möglichst schnell nach der wahren Ursache des Serotoninmangels fahnden und diesen auf natürliche Art und Weise beheben.

Wenn man das Gefühl hat, dass die Höhen zu selten spürbar sind und sich ein Grauschleier über das Leben senkt, sollte man nicht zu lange warten und sich frühzeitig um sein Hormonprofil kümmern. Ein einfacher Speichel-Test, den Sie sogar von zu Hause aus durchführen können, bringt Klarheit. Man kann diesen Test in meiner Praxis anfordern und dann einfach einmal morgens und einmal abends jeweils vor dem Zähneputzen in ein kleines Röhrchen spucken und absenden. Schon nach wenigen Tagen wissen Sie, ob Sie hormonell noch im vollen Saft stehen oder ob man das Hormonprofil optimieren sollte, um die Lebensfreude und Leistungsfähigkeit zu verbessern und nicht in die Burnout-Spirale zu geraten. Also besser nicht zu lange warten! Hier denke ich immer an meinen Lieblingssatz des wohl menschlichsten Kaisers und Philosophen im alten Rom: »Auf die Dauer der Zeit nimmt die Seele die Farbe der Gedanken an.« Viele Menschen geben sich mit einer mittleren oder chronisch schlechten Stimmungslage zufrieden – welche dann wiederum ihr Wesen prägt. Man kann die Uhr also nach einer längeren grauen Phase selbst durch die

Optimierung des Hormonprofils nicht sofort wieder zurückdrehen. Darum: Je früher man sich um sein positives Hormonprofil kümmert, desto besser.

Die Seele findet in der modernen Medizin leider keinen Platz mehr. Dabei ist der Mensch definiert als ein Individuum, sprich die unteilbare Zweiheit von Körper und Geist (in = nicht, dividere = teilen, duum = zwei). Ich würde den Begriff sogar noch erweitern als Indivitrium – also als die unteilbare Dreiheit von Körper, Geist und Seele. Die Seele ist der unsterbliche Anteil des Geistes. Die Seele ist das, was bleibt, auch wenn wir die Hülle ihres Körpers einmal verlassen haben. Was ebenfalls bleiben wird, das sind die Spuren der Liebe, die wir hinterlassen haben, wie Albert Schweitzer sagt.

Fall 2: »Ich habe schlimme Schmerzen in den Fingergelenken.«

Nach der Menopause wurde bei Agnes P. (60) Arthrose festgestellt. In den Fingern und in den beiden großen Zehen. Vor allem nachts und morgens hatte sie starke Schmerzen, die Gelenke waren wegen der Entzündung bereits stark verändert. Sie hatte zunächst mit Hausmitteln wie Weihrauchcreme versucht, die Beschwerden einzudämmen. Auch mit Bädern in heißem Essig, wenn die Schmerzen zu stark wurden. Doch das half immer nur kurze Zeit. Agnes P. liebte es zu naschen und hatte im Job viel Stress. Sport machte sie nicht. Das war bei ihrem Tagespensum als Chefsekretärin nicht drin.

Nachdem ich ihr Blut untersucht hatte, stellte sich heraus, dass Agnes P. durch den Zuckerkonsum völlig übersäuert war. Zucker macht sauer. Um den pH-Wert des Blutes gegen die Säure abzupuffern, verfrachtet der Körper die Säuren ins Gewebe und in die Gelenke. Dort kommt es zu einer Entzündung, ohne dass Keime im Gelenk sind. Durch die Übersäuerung entstehen freie Radikale, die selbst wieder für Übersäuerung sorgen. Das funktioniert wie ein Perpetuum mobile. Diesen Kreislauf muss man schleunigst durchbrechen, indem man als Erstes einmal alles weglässt, was Säure produziert.

Ich riet Agnes P., nachdem ich unter anderem ihren CRP-Wert gemessen hatte – der anzeigt, ob eine Entzündung im Körper vorliegt –, alle süßen Sachen von ihrem Speiseplan zu streichen. Natürlich auch Kuchen, Brot und weitere Kohlehydrate. Ein Stück Fleisch übersäuert übrigens weniger als ein Stück Kuchen. Anstelle der säurereichen Lebensmittel sollte sie viel Gemüse auf ihren Speiseplan setzen, um die Entzündungsreaktion einzudämmen. Denn falsches Essen führt zu einer dramatischen Entzündungsreaktion im Körper, die selbst die verschiedensten Gewebearten wie Bindegewebe, Muskel- und Kapselgewebe einbezieht. Dieses Feuer im Körper ist wichtig, um gefährliche Viren, Bakterien und Parasiten, die den Organismus bedrohen, rasch und effektiv zu bekämpfen. Ist das erledigt, schaltet der Organismus den potenziell gefährlichen Entzündungsprozess möglichst schnell wieder ab.

Und auch wenn eine Schwalbe noch keinen Sommer macht, kommt der Körper durch wiederholten Verzehr von entzündungsfördernden Gerichten nicht mehr zur Ruhe. Die Folgen: Kopf-, Gelenk- und Muskelschmerzen, Tennisarm, chronische Müdigkeit und Schlafstörungen sind nur die harmlosen Vertreter, Bluthochdruck, Gicht, Herzinfarkt, Demenz, Alzheimer und sogar Krebs die tragischere Variante.

Außerdem mein Rat an meine Patientin, deren CRP-Wert massiv erhöht war: Omega-6-Fette zu meiden. Diese befinden sich in rotem Fleisch (Rind, Schwein, Schaf), in Wurst und in Butter. Ich fragte sie außerdem, ob sie sich vorstellen könnte, türkisch zu frühstücken. Türken verspeisen zum Frühstück keine Brötchen mit Marmelade oder Wurst, sondern Tomaten, Gurken, Oliven mit Schafs- oder Ziegenkäse. Ganz wichtig, wäre auch, so meine Empfehlung: über den Tag verteilt drei Esslöffel Leinöl einzunehmen.

Mageres Fleisch, Fisch und Salat ersetzten bei ihr nun mittags Brot, Fritten und Pizza, am Abend machte sie sich eine Minestrone, eine Linsensuppe oder eine Gemüsepfanne. Auf die Süßigkeiten komplett zu verzichten fiel Agnes P. sehr schwer. Doch Zucker macht, wie gesagt, sauer! Selbst Weißwein und anderer Alkohol waren tabu. Auch wenn es ihr sehr schwerfiel, hielt sie sich an diese Diät und schaffte es innerhalb von zwei Monaten, dass die Schmerzen nach und nach abflauten.

Die arthritischen Gelenkveränderungen ließen sich nicht mehr komplett rückgängig machen, aber die Schmerzen. Allerdings: Sündigt sie gelegentlich, spürt sie sofort den Zusammenhang zwischen entzündlicher Ernährung und Arthrose. »Ich mache mir am nächsten Tag einen basischen Cocktail mit viel Gemüse, dann kann ich die Schmerzen leichter abfedern und auch mein schlechtes Gewissen«, weiß Agnes P. in diesem Fall. Früher litt sie darunter und griff zu Süßigkeiten, um sich zu trösten. Allerdings kam sie mit dem vielen Leinöl nicht klar. Das war ihr definitiv zu bitter. Also empfahl ich ihr alternativ, die fünf Gramm Omega-3-Fettsäuren in Form von Krillölkapseln einzunehmen. Krillöl ist ein aus dem antarktischen Krill extrahiertes Öl. Zum Vergleich: Die Inuit nehmen mit ihrer natürlichen Nahrung zehn Gramm täglich auf und kennen Arthrose und andere durch chronische Entzündungen im Körper hervorgerufene Krankheiten nicht.

Fall 3: »Meine Muskeln schmerzen fürchterlich.«

Hans B. (65) ist Tiroler aus Kappl und liebte das Wandern und Skifahren. Auch Tourengehen war eine große Leidenschaft von ihm. Schon als Kind war er mit seinem Vater in die Berge gegangen, bisweilen auf mehrtägige Wanderungen. Ganz klar, dass sein späterer Beruf mit den Bergen zu tun hatte. Mit 16 Jahren wurde Hans B. Skilehrer und arbeitete später bei der Bergwacht und als Touren-Guide. Er war jeden Tag draußen, »aufm Berg«, wie er sagte, bis seine Muskeln zu schmerzen begannen und ihm irgendwann jeder Schritt wehtat.

Wegen seiner erhöhten Blutfettwerte bekam er von seinem Hausarzt Statine verordnet. Als er sie verschrieben bekam, war der leidenschaftliche Bergfex mit dem typischen Tiroler Dialekt 60 Jahre alt und wollte damit einem Infarkt vorbeugen. So wie ihm sein Arzt empfohlen hatte und da er ihm Glauben schenkte, schluckte er seither die verordneten Pillen. Die Kehrseite der Medaille war, dass Hans B. zunächst mit erektiler Dysfunktion zu kämpfen hatte, später machten sich Muskelschmerzen bemerkbar. Erst spürte er Schmerzen in der Schulter und dachte sich nichts dabei, weil er meinte, er hätte sich nachts nur verlegt. Doch die Beschwerden verschwanden nicht, und schließlich begannen auch noch seine Oberschenkelmuskeln zu schmerzen.

Das ist keine seltene Nebenwirkung von Statinen. Eigentlich kommt sie bei 30 Prozent aller Patienten vor, die diese Mittel einnehmen. Ein früherer Kunde, der ihn regelmäßig im Winter zum Tourengehen buchte, gab ihm den Tipp, zu mir zu kommen. Schnell war ein Termin vereinbart, und Hans B. reiste mit der Bahn aus Kappl aus dem Paznaun an.

Meine erste Amtshandlung war, die Statine abzusetzen. Schon am nächsten Tag waren die Muskelschmerzen deutlich geringer, nach einigen Tagen völlig verschwunden, was dieses Tiroler Urgestein sofort nutzte, um nach langer Zeit mal wieder zu wandern.

Die Blutfette waren, wie ein Bluttest zeigte, wirklich etwas erhöht. Dieses Defizit lässt sich viel effektiver durch einen hoch dosierten Vitamin-B-Komplex entschärfen als mit Statinen. B-Vitamine, insbesondere das Vitamin B3 (Niacin), hebt das gute und senkt das schlechte Cholesterin. Das ist auch die Empfehlung der unabhängigen American Heart Association, die ebenfalls von Statinen abrät.

Zusätzlich heizt Bewegung die Fettverbrennung an. Viele Ärzte empfehlen ihren Patienten bei erhöhten Blutfetten eine fettarme Ernährung. Das ist natürlich sinnvoll, durch den Verzicht auf die Schweinshaxe das Cholesterin nicht auf die Spitze zu treiben. Was aber viele – auch Ärzte – nicht wissen, ist, dass Kohlenhydrate, die nicht sofort als Energie verbrannt werden, in Fett umgewandelt werden und ebenfalls die Blutfettwerte ansteigen lassen.

Heute läuft Hans B. die Berge hinauf wie ein Junger, weil seine Muskeln nicht mehr schmerzen. Statt Statinen schluckt er jetzt morgens, mittags und abends Vitamin B. Vitamin B ist eine Vitamin-Gruppe, die acht Vitamine zusammenfasst. Die B-Vitamine kommen, wie Sie schon wissen, in tierischen und pflanzlichen Lebensmitteln vor, zum Beispiel in Fisch, Leber, Milchprodukten, Brokkoli, Spinat oder Grünkohl. Eine Ausnahme stellt Vitamin B12 dar. Es ist kaum in pflanzlichen Lebensmitteln enthalten, kann aber – im Gegensatz zu allen anderen wasserlöslichen Vitaminen – im Körper gespeichert werden.

So einfach! Wenn ich solche Erfolgsgeschichten sehe, ärgere ich mich umso mehr, dass viele Menschen durch die medizinischen Fachgesellschaften künstlich krank gemacht werden, weil diese die Grenzwerte für Cholesterin immer weiter heruntersetzen. Das machen sie nicht etwa, um im Sinne des Menschen vorzusorgen. Nein, sie sind eng vernetzt mit der Pharmaindustrie, und so werden praktisch über Nacht, wenn sie den Grenzwert ein Stückchen tiefer setzen, Tausende zu Patienten. Aus gesunden Menschen werden Patienten, die mit Statinen versorgt werden müssen und die wiederum aus Angst vor den abgesenkten Werten glauben, damit einem Infarkt zu entgehen. So läuft das Geschäft, und es ist ein hoch profitables Milliarden-Business.

Aber zurück zu Hans B.: Seit er regelmäßig sein Vitamin B einnimmt, durch die viele Bewegung und eine Umstellung der Ernährung senkten sich auch seine Blutfettwerte. Dass er das Schwarzgeräucherte und auch den abendlichen Brotzeitteller weglässt, war für ihn zwar eine Riesenumstellung, aber eine sehr wirkungsvolle. Schwierig, aber nicht unmöglich, und seine normalisierten Blutfettwerte belohnten ihn, abgesehen von den Muskeln, die nicht mehr schmerzen!

Fall 4: »Ich habe Kopfschmerzen, so stark, dass keine Schmerzmittel mehr helfen.«

Wenn Menschen viel Stress haben, freuen sich Physiotherapeuten und Psychiater. Physiotherapeuten, weil es viel zu massieren gibt, wenn viele Sorgen auf den Schultern lasten. Psychiater, weil immer noch der Irrglaube besteht, man könnte durch Gespräche auf der Couch die Stimmungslage verbessern. Von allen medizinischen Berufen ist der des Psychiaters der am wenigsten wissenschaftliche. Es wird nichts gemessen, nur viel geredet und/oder Psychopharmaka verordnet. Wie heißt es so schön? Neurotiker bauen Luftschlösser, Psychotiker wohnen darin – und der Psychiater kassiert die Miete …

Wenn Menschen unter Druck geraten, neigen sie dazu, unbewusst die Schultern anzuziehen. Nicht auffällig stark, aber ständig. Dadurch verspannt sich die Nackenmuskulatur, die wiederum am Hinterhaupt zieht. Und das führt zur häufigsten Art der Kopfschmerzen – zum Spannungskopfschmerz. Bei meiner Patientin Tanja B. war das schon ein chronischer Zustand, der ihre Lebensqualität enorm einschränkte. Mindestens einmal im Monat hatte sie so starke Migräne, dass sie nur noch im abgedunkelten Raum sein konnte. Über einen Magazinbeitrag wurde sie auf meine Praxis aufmerksam und kam zu mir. »Ich hoffe, Sie können mir helfen, Sie sind meine letzte Hoffnung«, sagte sie mir schon bei der Begrüßung, weil sie zehn Jahre lang so ziemlich alles versucht hatte. Ich machte einen Bluttest mit der 35-Jährigen und fand heraus: Der Magnesiumspiegel war viel zu niedrig. Dieses Salz der inneren Ruhe und Entspannung wird unter Druck vermehrt verbraucht und führt, wie vorn schon erläutert, häufig zu Migräne.

Daraufhin legte ich bei der Patientin gleich eine Magnesium-Infusion. In den folgenden Sitzungen kamen dann noch »Infusionscocktails« mit bestimmten Mischungen dazu, die alle essenziellen Substanzen enthielten, welche der Körper unter Stress vermehrt verbraucht. Diese speziellen Infusionen lege ich mittlerweile auch vielen meiner Patienten mit sehr niedrigen Hormonspiegeln, denn sie gewinnen dadurch turboschnell neue Energie. Ich bin immer wieder begeistert, wie toll diese Infusionen mit natürlichen Substanzen wirken, und lade auch selbst immer wieder meine Akkus damit auf. Bei mir bekommt ein Patient nichts, was ich nicht vorher an mir selbst ausprobiert habe.

Die Infusionsmischungen enthalten zum Beispiel die gehirnaktiven Aminosäuren, aus denen das Gehirn die Antriebs- und Glückshormone Dopamin, Noradrenalin und Serotonin herstellt. Dazu kommen genau jene Vitamine und Spurenelemente, die den (Gehirn-)Stoffwechsel optimieren.

Ein Beispiel: Aus der gehirnaktiven essenziellen Aminosäure Tryptophan entsteht unter dem Verbrauch von Folsäure 5-Hydroxytryptophan (5 HTP). Daraus wiederum wird – allerdings nur wenn genügend Vitamin B6 vorhanden ist – das wirksame Glückshormon Serotonin gebildet. Wie Sie sehen, kann der physiologische Gehirnstoffwechsel an so mancher Stelle ausgebremst werden. Darum gebe ich vorsichtshalber alle Zutaten in eine Infusion. Die Patienten fühlen sich danach regelmäßig wieder wie frisch mit Energie aufgeladen und fit für neue Herausforderungen. Was ich nicht verstehe, ist, dass dieses Wissen nicht auch an anderer Stelle angewandt wird. Ich habe diese Zusammenhänge ja nicht erfunden. Die sind in jedem Biochemielehrbuch klipp und klar beschrieben.

Tanja B. kam über drei Monate hinweg jede Woche in meine Praxis, um sich einen Infusionscocktail legen zu lassen – und siehe da, die Migräne-Attacken blieben aus. Bei ihr achte ich peinlich genau darauf, dass sie stets 1,1 mmol/l Magnesium – sprich den oberen Normbereich – im Blut hat.

Welchen Spiegel der Einzelne braucht, ist individuell unterschiedlich. Bei Magnesium ist es bei sehr leeren Depots das Beste, das Spurenelement als Infusion zu verabreichen, da eine hoch dosierte orale Gabe schnell zu Durchfall führen kann.

Nach drei Monaten begann Tanja B. dann täglich 600 mg Magnesium aufgeteilt auf zwei Einheiten jeweils nach dem Essen zu schlucken. Auch dieser Übergang klappte. Sie war ein halbes Jahr völlig frei von Migräne, bis sie auf die Geburtstagsparty einer Freundin eingeladen war und dort ordentlich feierte. Am nächsten Tag hatte sie wieder einen Migräne-Anfall. Warum? Weil man durch Alkohol vermehrt Magnesium ausscheidet. Doch nun weiß Tanja B., wenn sie feiern möchte, muss sie vorsorgen und einfach etwas Magnesium vorab einnehmen. Mit diesem Schutz kann sie problemlos auch ein Gläschen mehr trinken.

Spezialfall: Was tun bei Krebs?

Ich habe lange überlegt, ob ich diesen speziellen Fall überhaupt mit aufnehmen soll. Denn wenn es um die lebensbedrohliche Diagnose Krebs geht, greifen verzweifelte Menschen oft nach jedem Strohhalm – was gern von verantwortungslosen Menschen ausgenutzt wird. Der Fall ist mir jedoch zu wichtig, um nicht darüber zu schreiben, zumal sich die Erfolge zwischenzeitlich mehrfach auf höchst erfreuliche Weise wiederholen ließen. Meine Patientin Helena R., (54), kam mit der Diagnose Brustkrebs, und das schon zum zweiten Mal. Die erste Therapie wurde drei Jahre zuvor abgeschlossen. Nun zeigte sich bei einer Kontrolluntersuchung in der Universitätsklinik ein Rezidiv mit einer Skelett- und einer Lebermetastase. Von der klassischen Schulmedizin wurden wie zuvor Chemotherapie und Bestrahlung durchgeführt.

Da die erste rein schulmedizinische Behandlung zu keiner kompletten Heilung geführt hatte, kam die Patientin zu mir zur Zusatztherapie nach Salzburg. Ich riet ihr, jegliche Kohlenhydrate zu streichen, denn Krebszellen lieben Zucker. Alle Kohlenhydrate sind im Endeffekt Zucker. Durch Zucker schaffen es die Krebszellen, Resistenzen gegen Chemotherapeutika zu entwickeln – genau wie Bakterien gegen Antibiotika. Wenn die Tumorzellen zuckerleer sind, haben sie kaum eine Chance, resistent zu werden. Darum ist auch Obst tabu. Bei der Patientin war es nicht ganz einfach, diese sogenannte ketogene Diät durchzuführen. Denn sie war schon vor der Erkrankung extrem dünn, und ich wollte nicht, dass sie zusätzlich an Gewicht verliert. Darum musste mit viel Eiweiß (Fisch, kohlenhydratfreies Eiweißpulver), sehr viel Gemüse – sowohl roh als auch in reichlich guten Ölen zubereitet – dem Gewichtsverlust entgegengewirkt werden.

Zusätzlich erhielt die Patientin Infusionen mit hoch dosiertem Vitamin C, jeweils 40 Gramm pro Sitzung, sowie Baseninfusionen. Denn Krebszellen mögen weder Vitamin C noch eine basische Umgebung.

Helena R. und ich hatten beschlossen, dem behandelnden Onkologen der Universitätsklinik nichts über unser kleines

Geheimnis zu berichten. Das hätte er der Patientin sofort ausgeredet und eher in das Gegenteil verkehrt.

An dieseer Stelle darf ich die Berliner Krebsgesellschaft e.V. zitieren, die Krebskranken vor allem vollwertige Getreideprodukte als Krebsernährung empfiehlt und explizit vor der ketogenen Diät (sprich zuckerfreien Diät) warnt, da sie zu einseitig sei. Hier hat sich ein Missverständnis eingeschlichen. Der Krebs wird durch Kohlenhydrate ernährt – also genau das, was wir nicht wollen. Und außerdem könnte die Berliner Krebsgesellschaft doch gleich ein Hilfsprogramm für alle Inuit in Alaska auflegen, die sich zwangsläufig ketogen ernähren. Wo bauen die noch traditionell und fernab vom Supermarkt lebenden Inuit ihr Getreide an, wo ihre Ananas? Unter deren »einseitiger« Ernährung aus viel Eiweiß, viel guten Fetten und Vitamin D kommt es nie zu Brustkrebs, und irgendwie sind diese »mangelernährten« Menschen auch bei 40 Grad minus erstaunlich robust.

Also beschlossen wir, im Geheimen weiterzuarbeiten. Doch beide haben wir uns über die erstaunten Kommentare gefreut, als bei den Kontrollmessungen die Tumormarker so rapide abgefallen waren. Das hatten nämlich die Onkologen selbst nicht erwartet. Und dass nach sechs Monaten sogar die Metastasen verschwanden, damit haben sie erst recht nicht gerechnet.

In der herkömmlichen Therapie wird Krebs mehr verwaltet als geheilt. Durch die Therapie wird die Lebensdauer in vielen Fällen nur unmerklich verlängert, dafür wird die Lebensqualität erheblich verschlechtert. Selbstverständlich muss man jeden Fall separat betrachten. Auf die Schulmedizin allein würde ich mich aber nie verlassen.

6. AUF WENIGER MEDIKAMENTE ACHTEN

Medikamente haben eine gute Lobby, weil sich eine Menge Geld damit verdienen lässt. Doch es gibt für viele natürliche Alternativen. So lassen sich zum Beispiel durch mehr Bewegung, viel Vitamin B und weniger Kohlenhydrate die Einnahme von Statinen ersetzen, die eine Fülle von Nebenwirkungen haben.

Grundsätzlich werden viel zu viele Medikamente zu schnell verschrieben und eingenommen. Warum? Weil sich, wie bei der medizinischen Vorsorge, eine große Industrie hinter dem Ganzen verbirgt. Sie lässt mit jeder Menge Geld Studien anfertigen und sorgt dafür, dass Ärzte und Entscheider für sie eintreten, um anerkannt und breitenwirksam ihre Produkte, sprich ihre Medikamente, zu verkaufen.

Verständlich, wenn man weiß, dass die Gewinnspanne bei Medikamenten gerne mal bei 1000 Prozent liegt. Ein solcher Profit lässt sich mit Vitaminen und Spurenelementen nicht erzielen. Hinzu kommt, dass seit 2014 von den gesetzlichen Krankenkassen in der Regel nur noch verschreibungspflichtige Medikamente erstattet werden dürfen. Vitamine, Eisen, Jod und die wichtigen essenziellen Aminosäuren zur Bildung von

Serotonin und anderen Botenstoffen im Gehirn spielen deshalb bei den Ärzten keine Rolle. Ganz anders in den Lehrbüchern der Agrarwissenschaften und der Biochemie. Weil erwiesen ist, dass eine Vielzahl natürlicher Substanzen ebenso bzw. besser wirkt wie die teuren und nicht wirklich gesund machenden Medikamente. Nicht zu vergessen, dass bei 60 000 Medikamenten, die es auf dem deutschen Markt gibt, die Arzneimitteltherapie der fehleranfälligste Teil der medizinischen Versorgung ist, so der Ärztliche Direktor der Frankfurter Uniklinik, Jürgen Schölmerich.[16] Das geht von falscher Medikamentenverordnung über Verwechslung von Patienten in der Klinik bis hin zu Fehlern bei der Einnahme zu Hause. »Wenn wir 20 Millionen Notaufnahmen im Jahr haben und zwei Millionen davon auf Arzneimittel-Nebenwirkungen entfallen, dann ist das ein beträchtliches Problem«, heißt es auch aus dem Bundesinstitut für Arzneimittel und Medizinprodukte (BfArM) in Bonn.[17]

Daher werden derzeit in Bonn, Fürth und Ulm sämtliche Fälle in Notaufnahmen daraufhin untersucht, ob sie durch Fehler bei Verschreibung oder Anwendung von Arzneimitteln verursacht wurden, während es am Frankfurter Uniklinikum seit 2013 eine Arbeitsgruppe zu Arzneimittelsicherheit gibt. Sie sammelt Daten und Fehler, um in Zukunft mithilfe eines Computerprogramms diesem Dilemma zu begegnen. Auch über individuell verpackte Medikamentengaben für jeden einzelnen Patienten wird nachgedacht. Denn laut Schölmerich kommen internationale Studien zu der Erkenntnis, dass rund 80 Prozent aller Behandlungsirrtümer in Kliniken bei der Verabreichung von Medikamenten passieren.

Ein guter Plan, wie ich finde, denn natürlich können Medikamente ein Segen sein, etwa wenn die Schilddrüse operativ entfernt wurde oder aus anderen Gründen nicht arbeitet. Aber ich habe etwas dagegen, wenn Medikamente verschrieben werden, ohne dass vorher das Blut untersucht wurde, um nach einer Ursache zu fahnden. Außerdem muss bei bestimmten Erkrankungen und Symptomen nicht gleich mit Medikamenten gegengehalten werden. Natürliche und wesentlich preiswertere Wirkstoffe in Form der essenziellen Substanzen helfen, wie Sie nun wissen, meistens besser. Leider interessieren den Hausarzt die lebensnotwendigen Substanzen nicht, obgleich Defizite an ihnen viel häufiger bestehen, als man denkt.

Und genau dort liegt oftmals die Ursache für Krankheiten, hier sind die kurzen Dauben. Die Medizin reagiert auf Erkrankungen mit Tabletten – statt nach der Ursache zu suchen, wird das Symptom bekämpft. Dabei lernt jeder Lehrling, dass man eine Treppe von oben nach unten kehrt. In der Medizin jedoch macht man das genau andersherum. Das hat sich im Denken der Ärzte schon fest verankert, weil natürliche Substanzen in der Schulmedizin komplett ausgeblendet werden. Dafür nehmen die Medikamente einen sehr großen Raum ein. Für jedes Symptom gibt es ein Medikament. Und einen falschen Lebensstil muss man dann auch nicht korrigieren. »Sie müssen Ihr Leben nicht verändern. Denn gegen erhöhten Blutzucker, Blutdruck und Blutfette gibt es ja Medikamente!« Das ist eine typische und weitverbreitete Aussage der Schulmedizin. Ich bin allerdings der festen Überzeugung:

Fast jedes Medikament kann man durch Verhaltensänderung und essenzielle Substanzen ersetzen.

Nicht nur, dass die meisten Ärzte die natürlichen, lebensnotwendigen Substanzen nicht im Fokus haben, manchen sind sie darüber hinaus ein Dorn im Auge, vor allem den Hardlinern der Schulmedizin, in der Pharmaindustrie und bei Krankenversicherungen. Für jedes medizinische Fachgebiet legen die Fachgesellschaften den verbindlichen »Goldstandard« für die

Behandlung der einzelnen Krankheiten fest. Verwunderlich ist, dass unsere essenziellen Substanzen dort nirgendwo eine Rolle spielen. Kann es daran liegen, dass in den Fachgesellschaften auch Vertreter der Pharmaindustrie sitzen? Gesetzliche Krankenkassen bezahlen die Untersuchung der essenziellen Substanzen überhaupt nicht, die privaten nur widerwillig. Selbst wenn das Blutbild Defizite bei lebensnotwendigen Substanzen aufweist, wird die Verordnung zum Ausgleich der Defizite selten von den Krankenkassen bezahlt.

Medikamente stellen kein Problem dar, natürliche Substanzen schon. Denn davon haben wir, laut Auffassung der offiziellen Stellen, immer genug. Darum darf man die lebensnotwendigen Stoffe im Blut gar nicht erst messen. »Medizinisch nicht notwendig«, heißt es lapidar – selbst bei ausgewiesenen Mangelzuständen, obwohl man gerade an diesem Punkt für eine Gesundung viel bewirken kann. Hier die wichtigsten Maßnahmen:

Natürliche Alternativen zu Medikamenten

Vitamin K2 gegen Osteoporose

Bisphosphonat ist ein beliebter chemischer Wirkstoff, um Osteoporose vorzubeugen und zu behandeln. Es verhindert angeblich 40 Prozent der Hüftfrakturen und 70 Prozent der Wirbelfrakturen. Allerdings fanden Mediziner des Presbyterian Hospital in New York heraus, dass Bisphosphonat auch zu Haarrissen im Knochen führen kann.[18] Die 2007 zum ersten Mal veröffentlichten negativen Eigenschaften der Bisphosphonate wurden 2011 von Prof. Per Aspenberg im *New England Journal of Medicine* bestätigt.[19] Aspenberg führte eine nationale Studie an über 12 700 Frauen im Alter von 55 und älter durch.

Das Ergebnis: 59 der Frauen erlitten Oberschenkelbrüche.

»Ermüdungsbruch« lautete die Diagnose, weil sich der Bruch eindeutig von jenen unterschied, die infolge einer Osteoporose auftreten. Und: 78 Prozent der betroffenen Frauen hatten Bisphosphonate geschluckt. Doch nicht nur zu Brüchen führten die Osteoporose-Medikamente, sondern auch zu einer Osteonekrose des Kieferknochens. Eine Erkrankung, die insbesondere bei jenen Patienten auftritt, die das Medikament intravenös verabreicht bekamen. Bei einer Nekrose bricht die Blutversorgung und damit die Nähr- und Sauerstoffversorgung des Knochens zusammen. Die Folge: Das Knochengewebe stirbt aufgrund der Unterversorgung ab. Um Langzeitnebenwirkungen mit Osteoporose-Medikamenten zu vermeiden, raten Forscher der US-amerikanischen Loyola University Health System in Illinois zu einem sogenannten »Medikamenten-Urlaub«.[20]

Weitere Nebenwirkungen reichen von grippeähnlichen Symptomen, Blutarmut, Anstieg der Körpertemperatur, Gelenkschmerzen, Muskelkrämpfen über Nierenfunktionsstörungen bis hin zu Magen-Darm-Beschwerden, Kopfschmerzen und Bindehautentzündungen.

Keine Nebenwirkungen, dafür eine ähnlich gute Bilanz bei der Heilwirkung hat Vitamin K. Kein Wunder, dass in Japan Osteoporose nahezu unbekannt ist. Der Grund liegt in der eiweißreichen Ernährung – was allein schon der Osteoporose vorbeugt – und viel Vitamin K2 (Menaquinon) aus Soja. Bei uns gibt es praktisch nur Vitamin K1 aus Grünpflanzen, das nicht halb so wirkungsvoll ist wie Vitamin K2.

Übrigens: Die Grundsubstanz des Knochens wird, das sei an dieser Stelle auch einmal erwähnt, weil es vielfach nicht bekannt ist, aus Eiweiß gebildet. Calcium und Phosphat benötigen wir, um das Eiweiß fest zu machen. Besonders eindrucksvoll war dazu ein Erlebnis bei meinem Anatomiekurs an der

Uni Göttingen: Durch einen chemischen Prozess löste der Professor aus einem menschlichen Oberschenkelknochen Calcium und Phosphat, übrig blieb das Eiweiß. Und was passierte? Der Knochen blieb in seiner Form erhalten, allerdings konnte man jetzt einen Knoten aus ihm machen, ohne ihn zu zerbrechen.

Um seine Knochen lange stabil zu halten, muss man neben Calcium und Phosphat auch darauf achten, ausreichend Eiweiß mit der Nahrung aufzunehmen. Das allerdings vernachlässigen die meisten Menschen sträflich. Im Alter bekommen sie für dieses Schludern die Rechnung präsentiert. Dann, wenn die Knochen langsam zusammensintern oder sogar brechen. Doch nicht nur Vitalstoffe braucht unser Skelett, um stark und aufrecht zu bleiben, sondern auch Gravitation und Bewegung.

Gravitation ist für uns hier auf der Erde gottgegeben. Dieses physikalische Gesetz zeigt sich in der gegenseitigen Anziehung von Massen und nimmt mit zunehmender Entfernung ab. Deswegen war es für den deutschen Astronauten Alexander Gerst zumindest bei seinem Raumflug zeitweise außer Kraft gesetzt. Im All kam es bei ihm daher zu einem messbaren Abbau seiner Knochenmasse, was jedoch reversibel war, sobald er auf die Erde zurückkehrte und die Erdanziehungskraft wieder auf seinen Körper wirkte.

Des Weiteren ist für stabile Knochen Bewegung wichtig – besser gesagt: Belastung. Früher waren unsere Knochen durch die körperliche Arbeit auf dem Feld deutlich belastbarer als heute. Wer den ganzen Tag am Schreibtisch sitzt, kann den Knochenabbau nur aufhalten, indem er regelmäßig trainiert und Ausdauersport betreibt. Das hat zudem den Vorteil, dass er Muskeln aufbaut und sich ein starkes Korsett aus Muskeln um die Wirbelsäule bildet.

Achten Sie daher, um Ihre Knochen fit zu halten, auf viel Bewegung, Vitamin K2 und ausreichend Eiweiß – einen Blutspiegel über 7,7 g/dl haben leider die wenigsten. Dabei ist der nicht nur für starke Knochen, sondern auch für ein kompetentes Immunsystem wichtig und die Voraussetzung dafür, dass genug Antriebs- und Gute-Laune-Hormone gebildet werden können.

Kohlenhydrate einschränken und mehr Bewegung statt Statine

Statine zählen zu den am häufigsten verkauften Pillen der Welt. Verschrieben werden die Cholesterinsenker, um einem Herzinfarkt vorzubeugen. Allein in Deutschland schlucken diese Medikamente fünf Millionen Menschen, weil sie den Zahlenwert von Cholesterin im Blut angeblich senken. Und weil sie Männern (nicht Frauen!) mittleren Alters mit nachgewiesener Herzkrankheit helfen: zwischen 0 und 3 Prozent. 1,7 Prozent ist eine in diesem Zusammenhang häufig genannte Zahl. Können Sie das glauben?

Und für diese 1,7 Prozent, diese Augenwischerei mit dem Absenken des Cholesterins, nehmen die Betroffenen eine Hydra an Nebenwirkungen in Kauf.

In einer Studie wurde von 10000 Patienten, die sich mit dem Medikament vorsorglich vor einem Herzinfarkt schützen wollten – und das ist ein Großteil der Patienten, die Statine verschrieben bekommen –, bei 307 Personen grauer Star diagnostiziert, bei 23 akutes Nierenversagen, bei 74 eine Leberfunktionsstörung und bei 40 eine lebensbedrohliche Lungenerkrankung. Diese krassen Zahlen müssen Sie mit 500 multiplizieren – da es hierzulande ja fünf Millionen Statin-Patienten gibt.

Statine verstärken außerdem die Muskelermüdung bei 30 Prozent der Anwender und zersetzen den Muskel sogar bei 11,3 Prozent. Junge Männer, die die niedrigste Dosis Statine schlucken, erleiden zehnmal häufiger erektile Dysfunktion.

Statine erhöhen darüber hinaus den Blutzucker sowohl bei Gesunden als auch bei Diabetikern, wie eine Studie an 15 Millionen Veteranen in zehn US-Krankenhäusern bewiesen hat.

Die sogenannte JUPITER-Studie, die das *New England Journal of Medicine* 2008 veröffentlichte, fand wie zwei weitere Studien heraus, dass Statine bei Frauen Typ-2-Diabetes hervorrufen können. Durch die langjährige Einnahme von Cholesterinsenkern werde auch Krebs gefördert. Vor allem für Darm-, Blasen- und Lungenkrebs gebe es ein erhöhtes Risiko, ebenso wie für Alzheimer, Parkinson und multiple Sklerose. Zusätzlich würden Statine zu verstärkter Herzkranzgefäßverkalkung führen, also genau das Gegenteil von dem bewirken, was uns die Pharmabranche verspricht.[21]

Demgegenüber steht, dass die Pharmabranche mit Statinen mehr als 25 Milliarden Dollar Umsatz pro Jahr macht. 10 Prozent davon geben die Firmen schätzungsweise für Marketing aus. Das sind zweieinhalb Milliarden Dollar – eine gigantische Summe, mit der sich so ziemlich alles verkaufen lässt. Das bedeutet, wie schon bei der Vorsorge: Eigenverantwortung! Und da gibt es meiner Meinung zwei Alternativen: mehr Bewegung und Kohlenhydrate einschränken!

Nicht nur der Direktor des Kölner Herzzentrums, Prof. Erland Erdmann, auch der Leiter des Leipziger Herzzentrums, Gerhard Schuler, sehen in Bewegung die Möglichkeit, die Selbstheilungskräfte des Herzens anzuregen. Langsames Grundlagenausdauertraining reicht dafür völlig aus. Es senkt das schlechte LDL-Cholesterin und lässt das gute HDL-Cholesterin ansteigen. Durch Radfahren etwa verbessert sich der Cholesterinquotient, und dieser Quotient ist wichtiger als das Gesamtcholesterin.[22] Meinen Patienten empfehle ich die zusätzliche Einnahme von hoch dosierten B-Vitaminen, denn die heben das gute Cholesterin und senken das schlechte.

Man errechnet den Cholesterinquotienten, indem man das

Gesamtcholesterin durch das HDL-Cholesterin teilt. Kommt dabei ein Wert von fünf oder sechs heraus, ist deutlicher Handlungsbedarf angezeigt, das Risiko für Herzinfarkt und Gefäßverkalkung erhöht. Note Drei gilt als befriedigend, und wer eine Zwei oder sogar eine Eins als Ergebnis hat, dessen Blutgefäße bleiben ewig jung.

Eine Studie, die im US-amerikanischen Magazin *Nutrition Research* 2013 veröffentlicht wurde, fand heraus, dass Probanden, die täglich nur 50 Gramm oder maximal 10 Prozent der täglichen Energiezufuhr aus Kohlenhydraten zu sich nahmen, ihre Cholesterinwerte deutlich senkten.[23] Auch Dr. Otto Bruker bestätigt das in seinem Buch *Cholesterin – der lebensnotwendige Stoff*. Würde man bei einem Menschen, dessen Cholesteringehalt zu hoch sei, den Kohlenhydratanteil der Nahrung einschränken, käme es, so seine Praxiserfahrung, sofort zu einer nachweislichen Senkung des Cholesteringehalts im Serum. Und zwar wenn man allein schon raffinierte Kohlenhydrate wie Auszugsmehl und Fabrikzucker einschränke bzw. meide.

Auch Prof. John Yudkin vom Ernährungswissenschaftlichen Institut in London kam zu der Schlussfolgerung, dass Störungen im Kohlenhydratstoffwechsel durch den Genuss isolierter Kohlenhydrate (Fabrikzucker und Auszugsmehle) für die Entstehung der Arteriosklerose von entscheidender Bedeutung seien.[24]

Gymnastik und Muskelaufbau statt Cortison und Diclofenac bei Rückenschmerzen

Rückenschmerzen sind die Volkskrankheit Nummer eins, und zu gern werden Cortisonpräparate und Voltaren, das den Wirkstoff Diclofenac enthält, verschrieben – erst Voltaren, und wenn gar nichts mehr nützt, Cortison. Doch es hilft nicht, Menge und Stärke des Schmerzmittels zu erhöhen, man muss dem Rückenschmerz etwas entgegensetzen, damit man nicht abhängig wird, sondern das Problem in den Griff bekommt. Daher mein Rat: Workout zweimal pro Woche.

Unsere Wirbelsäule hat einen aktiven und einen passiven Haltemechanismus. Aktiv sind die Muskeln, passiv die Bänder. Viele von uns hängen passiv in den Bändern ihrer Wirbelsäule. Durch das viele Sitzen sind die Muskeln, die die Wirbelsäule umspannen, längst degeneriert. Doch diese Muskeln kann und muss man wieder wachküssen und trainieren. Nicht nur wegen der Schmerzen, sondern – wenn Sie selbst noch keine haben – auch wegen der Haltung. Eine gerade Haltung beugt Haltungsschäden und damit Rückenschmerzen vor und hat einen positiven Effekt auf unser Selbstbewusstsein und unser Wohlbefinden. Außerdem sieht es schöner aus.

Achten Sie einmal heimlich auf die Haltung Ihrer Mitmenschen. Vor allem, wenn Sie von der Seite auf sie blicken: Ist die Wirbelsäule S-förmig geschwungen oder sehen Sie stattdessen einen unschönen »C-Rücken«, bei dem sich die Schultern schon nach vorne neigen?

Sind genügend Muskeln vorhanden, steht man stramm wie eine Eins: Brust raus, Bauch rein und nicht umgekehrt! Fehlen die Muskeln, lässt sich ein Schildkrötenbuckel erkennen. Der Rücken ist gebogen wie ein C. Der Bauch ist vor- und die Brust nach innen gewölbt. Typischerweise haben diese Menschen auch noch eine Verkrümmung am Übergang von der Hals- zur Brustwirbelsäule.

Das sieht nicht nur schlapp und alt aus, sondern kann zu gravierenden gesundheitlichen Beschwerden führen. Im Röntgenbild sieht man dann häufig eine Steilstellung der Halswirbelsäule. Es fehlt die leichte physiologische Krümmung. Das hat zur Folge, dass die kleinen Fensterchen zwischen den Wirbelkörpern, durch die die Nerven des Rückenmarks austreten und weiter bis in die Arme verlaufen, verengt werden. Die verengten Fensterchen drücken dann auf die Nerven. Das macht sich erst als Kribbeln oder »Ameisenlaufen« in den Fingern bemerkbar, bis schließlich sogar Lähmungserscheinungen auftreten. Sind die Nervenaustrittsöffnungen der Brustwirbelsäule eingeengt, können sogar Herzrhythmusstörungen auftreten. Verengungen der Lendenwirbelsäule führen ebenso zu Kribbeln, Taubheit oder einem komischen Gefühl in Beinen und Zehen. Schon mal erlebt, diese Kribbel-Attacken?

Ganz wichtig noch: Die Wirbelsäule funktioniert wie ein Zahnrad. Haltungsschäden der Lendenwirbelsäule breiten sich nach oben hin aus und bewirken zwangsläufig weitere Haltungsschäden in der Brust- und Halswirbelsäule. Darum ist es nicht zielführend, Symptome an der Halswirbelsäule isoliert zu betrachten oder einzeln zu behandeln. Wir müssen das gesamte System mit einbeziehen und kräftigen.

Jedenfalls gilt bekanntermaßen: Sitzen schafft keine Muskeln. Schlimmer noch, genau das Gegenteil ist der Fall. Und so lautet das wichtigste Prinzip auch hier: »Use it or loose it.« Das bedeutet: »Gebrauche deine Muskulatur. Tust du das nicht, wirst du sie verlieren.« Daher ist es am einfachsten, im Büro den gut gepolsterten Chefsessel zumindest stundenweise gegen einen Gymnastikball zu tauschen. Damit ist man gezwungen, aktiv zu sitzen, denn man muss seinen Schwerpunkt auf dem Ball immer wieder stabilisieren. Allerdings: Sind die Muskeln nur noch schwach vorhanden, hängt man nach 20 Minuten wieder wie ein nasser Sack mit Schildkrötenrücken durch. Für diesen Fall empfiehlt es sich, zu Beginn dieses Workouts in geringeren Intervallen auf einem Gymnastikball zu sitzen und diese »Sitzungen« kontinuierlich zu steigern. Beobachten Sie sich: Nicht in die C-Haltung fallen, tun Sie's doch, gehen Sie zurück in die S-Haltung und harren darin ein paar Minuten bewusst aus, bevor Sie sich wieder auf Ihren »normalen« Stuhl setzen.

Hier noch eine weitere die Rückenmuskulatur stärkende Übung, aus der Sie ein sehr effektives Mini-Fitnessstudio machen können:

1. Gehen Sie in die Liegestützposition und klemmen Sie sich einen Gymnastikball unter die Füße. Durch diese Körperhaltung sind Sie gezwungen, die Muskeln entlang der Längsachse der Wirbelsäule anzustrengen, um die entstehenden Gegenkräfte auszugleichen und mit der Instabilität – der Ball bewegt sich ja! – umzugehen.
2. Fortgeschrittene gehen dazu über, bei dieser Übung ein Bein anzuheben. Dadurch müssen sich die Muskeln, um die Balance zu halten, noch mehr anstrengen.
3. Wenn Sie jetzt noch vorne diagonal zum erhobenen Bein den Arm hochstrecken, müssen Sie die Muskeln noch stärker kontrahieren. Das ist aber dann auch die effektivste Übung für die Rückenmuskulatur. Um einen Effekt zu erreichen, sollten die Übungen immer 20 bis 30 Sekunden gehalten werden.
4. Dann pausieren, Muskeln lockern und die Gegenseite trainieren.
5. Um die Muskeln nicht zu verkürzen, kurz stretchen. Das heißt, dehnen der Beinmuskulatur zum Beispiel durch Vorneüberbeugen im Stand bei durchgestreckten Knien. Die Hände gehen dabei Richtung Boden. Zusätzlicher Nebeneffekt: Regelmäßiges Stretchen der Oberschenkel verhindert ein Nachvornekippen des Beckens und damit eine Steilstellung der Halswirbelsäule.

Omega-3-Fettsäuren und basische Ernährung statt Arthrose-Mittel

Arthrose wird durch eine chronische Entzündung im Körper hervorgerufen – etwa durch Stress wie durch entzündungsfördernde Ernährung. Die Folgen: Kopf-, Gelenk- und Muskelschmerzen, Tennisarm, chronische Müdigkeit und Schlafstörungen sind eher die harmlosen Beschwerden; Bluthochdruck, Gicht, Herzinfarkt, Demenz, Alzheimer und sogar Krebs ihre verschärfte Variante.

Das Ausmaß der Reaktionen kann man im Blut wissenschaftlich messen. Entzündungsmarker wie das C-reaktive Protein (CRP) steigen an, wenn im Körper ein Infekt auftritt, aber auch, wenn man sich entzündungsfördernd ernährt. Prinzipiell gilt: Je tiefer der CRP-Wert, desto besser. Menschen, die noch in sehr traditioneller Lebensweise etwa in Dörfern auf den Philippinen leben, haben beneidenswert niedrige CRP-Spiegel im Blut. Im Gegensatz zu Nordamerikanern oder Europäern, die bis zu vierfach erhohte Spiegel aufweisen. Optimal ist ein Wert deutlich unter 0,5 mg/dl.

Wissenschaftler der australischen Universität von Newcastle führten folgendes Experiment durch: Sie setzten 20 von 40 Asthmakranken Burger und Bratkartoffeln vor, also eher schlechtes Fett, während die andere Hälfte fettarmen Joghurt erhielt. Bei der Bratkartoffel-Gruppe zeigten sich unmittelbar nach der Mahlzeit erhöhte Entzündungswerte im Blut. Und das heißt, dass diese Asthmakranken jetzt auf – manchmal lebensrettende – bronchienerweiternde Medikamente schlechter ansprachen.[25] Natürlich ist nichts gegen ein mageres Stück Fleisch einzuwenden, wenn man gleichzeitig mit viel Omega 3 das Omega 6 verdrängt. Das schafft man mit Lein-, Fisch- oder Krillöl. Wer Leinöl aus dem Reformhaus nicht mag, der kann auch Fisch- und Krillölkapseln einnehmen. Hier haben die Krillölkapseln aber einen entscheidenden Vorteil: Wenn jemand nach dem Schlucken von Fischölkaspeln aus Versehen ein Bäuerchen macht, riecht das ganze Zimmer nach Fisch. Das kommt nicht immer gut an. Krillölkapseln dagegen sind viel dezenter.

Mein Tipp, um Arthrose vorzubeugen: mindestens drei Esslöffel Leinöl am Tag oder drei Gramm Omega 3, zum Beispiel in Form von Krillölkapseln, zu schlucken. Bei schon manifesten Erkrankungen sollten Sie mindestens fünf Gramm oder mehr einnehmen. Zur Erinnerung: Die Eskimos nehmen mit ihrer natürlichen Nahrung zehn Gramm täglich auf. Und: Auf entzündungsfördernde Nahrung verzichten – lieber frisch, bunt und knackig statt süß, salzig und fetttriefend.

Basisches Milieu und Selen beugen Krebs vor

1931 erhielt Dr. Otto Warburg den Nobelpreis für Medizin. Er entdeckte, dass Krebszellen nur im sauren Milieu entstehen können. Hinter Nobelpreisen stecken immer bahnbrechende Erkenntnisse. Trotzdem wird das Wissen von Dr. Warburg praktisch nicht angewandt – weder in der Prävention noch in der Therapie. Ein gesundes, basisches Milieu und ein hoher Sauerstoffgehalt der Zellen aber verhindern Krebs. Krebs am Herzen ist unbekannt, da dort immer die höchste Sauerstoffkonzentration und keine Säurebelastung vorherrschen. Im Gegenteil: Das Herz ist sogar in der Lage, Laktat (Milchsäure) als Energie zu verwerten.

Was beeinflusst unseren Säure-Basen-Haushalt am meisten? Zucker macht sauer. Das sollte jeder Mensch wissen. Und ganz egal, ob wir Nudeln, Brot, Reis, Pizza, Müsli oder gleich Haushaltszucker essen – unterm Strich ist alles Zucker. Der Unterschied besteht nur darin, wie schnell der Zucker freigesetzt wird. Vollkorn ist zusammengesetzter Zucker. Verwertet wird das Müsli immer als Glukose, genau wie der Haushaltszucker. Darum sollte man Kohlenhydrate meiden, so gut es geht. Oder die entstehende Säure mit einer großen Menge basischer Kost ausgleichen. Das wären dann große Portionen Gemüse und kleinere Mengen Obst. Auch Mineralstoffe helfen, ein basisches Milieu zu erzeugen, allen voran Magnesium und Kalium. Große Trinkmengen spülen überschüssige Säuremengen ebenfalls aus. Wasser und (Kräuter-)Tees sind da sehr empfehlenswert. Gift dagegen sind gesüßte Getränke wie Cola, Energydrinks und Limonaden.

Viel Sitzen und wenig Bewegung verringern zusätzlich die Sauerstoffzufuhr und erhöhen damit die Säurebilanz. Darum ist leichte Ausdauerbewegung täglich ratsam – eine Stunde wäre ideal. Doch Vorsicht: Wer sich beim Sport zu ehrgeizig verausgabt, erzeugt Milchsäure im Muskel und Gewebe. Daher lautet das Motto: Lieber langsam, dafür ausdauernder.

Sind bereits Krebszellen vorhanden, bekommen diese mit jeder Ladung Zucker neue heiß begehrte Nahrung. Wenn man markierte Zuckermoleküle zum Beispiel über eine Infusion zuführt, lässt sich der Zucker 15 Minuten später in stark erhöhter Konzentration in den Krebsnestern und Metastasen nachweisen. Der Krebs lebt vom Zucker und zieht ihn magisch an. Mehr noch: Essen Krebspatienten während der Chemotherapie Kohlenhydrate, haben die Krebszellen die Kraft, gegen die Chemotherapeutika Resistenzen zu entwickeln, genau wie Bakterien gegen Antibiotika. Darum wirken die ersten Zyklen Chemotherapie oft erstaunlich gut, sprich der Tumor geht zunächst in Remission – um dann wieder aufzublühen. Die Behandlung, die zuvor gewirkt hat, ist plötzlich wirkungslos geworden. Ohne Zucker hat der Krebs nicht die Kraft, sich zu wehren.

Leider gibt es dazu praktisch keine Studien. Ärzte wurden darauf gedrillt, nur durch Studien untermauertes Wissen anzuwenden. Nobelpreise zählen da nicht. Aber wer sollte diese Studien finanzieren? Die Zucker- oder Pharmaindustrie? Da besteht wohl wenig Interesse. Hier sind wir gefordert, dieses bekannte Wissen auch ohne flächendeckende Doppelblindstudien zu nutzen. Wenig Kohlenhydrate, viel Gemüse, eine hohe Sauerstoffkonzentration, große Trinkmengen und zusätzliche Basenbäder, Baseninfusionen und mineralstoffhaltige Basenkapseln killen Krebszellen schon im Ansatz.

Auch gut als Schutz vor Krebs: Selen. Eine Studie an der Harvard Universität an 34 000 Männern zeigte, dass Männer bei einer hohen Selenaufnahme ein um die Hälfte geringeres Risiko haben, an Prostatakrebs zu erkranken. In China konnte in einer sehr selenarmen Region durch die Gabe von Selen im Speisesalz das Auftreten von Leberkrebs um 40 Prozent gesenkt werden. Ich empfehle meinen Patienten, 200 µg Selen täglich einzunehmen.

Arginin statt Nitrospray und Betablocker

Bevor ich die natürliche Alternative, die Aminosäure Arginin, vorstelle, zunächst ein Auszug aus dem Buch *China-Study*. Darin hat das Autorenteam Campbell den bekannten Chirurgen Caldwell Esselstyn zitiert, den Präsidenten und Vorsitzenden der Breast Cancer Force, Leiter der Abteilung für Schilddrüsenchirurgie an der Cleveland Clinic und Präsidenten der American Association of Endocrine Surgeons, der in verschiedenen Kliniken in den USA, in London und Vietnam tätig war: »Man denke an einen Kardiologen, der alles über Betablocker und Calciumantagonisten gelernt hat, dazu auch, wie man einen Katheder in Ihr Herz einführt, Ballone aufbläst, Laser oder einen Stent einsetzt, ohne Sie umzubringen. Das ist hoch entwickelte Medizin. Ach du lieber Gott, ich meine, dass Ärzte den Ballon in ihrem Kopf aufblasen. Das Ego dieser Leute ist enorm. Und dann kommt jemand und sagt: ›Wissen Sie, ich glaube, wir können das auch mit Rosenkohl und Brokkoli heilen.‹ Die Antwort des Arztes ist: ›WIE BITTE? Ich habe diesen ganzen Mist gelernt, ich verdiene ein verdammtes Vermögen damit, und Sie wollen mir das Ganze wegnehmen?‹« Dumm natürlich, dass Esselstyn wirklich Patienten mit Rosenkohl und Brokkoli heilte und bessere Ergebnisse erzielte als 99 Prozent seines Berufsstandes mit Pillen oder Operationen. Zusammenfassend sagt Dr. Esselstyn im Buch: »Kardiologen sollten Experten auf dem Gebiet der Herzkrankheiten sein – doch haben sie keine Fachkenntnisse in der Behandlung von Herzkrankheit. Wenn sie sich plötzlich dessen bewusst werden, werden sie sehr defensiv. Sie können Symptome behandeln, sie können Arrhythmien beheben, sie können chirurgische Eingriffe durchführen, aber sie wissen nicht, mit welcher Methode man die Krankheit behandeln kann, nämlich mit Ernährungstherapie.‹«

Das sehe ich ähnlich und plädiere an der Stelle für die zusätzliche Einnahme der Aminosäure Arginin. Sie zerfällt in unserem Körper in Stickoxid, was viele positive Wirkungen entfaltet. Arginin dringt in die Gefäßwand ein, senkt den Blutdruck und verbessert die Durchblutung. Ähnlich wie das Nitrospray, das jeder Herzkranke in der Hosentasche trägt. Entsteht ein Engegefühl im Brustkorb – verursacht durch eine schlechte Durchblutung der Herzkranzgefäße –, sorgen zwei Hübe Nitrospray unter die Zunge schnell und effektiv dafür, die Herzgefäße zu weiten, den Blutdruck zu senken und so die Sauerstoffversorgung des Herzens zu verbessern. Wissen Sie, woraus das Nitrospray besteht? Aus Stickoxid. Arginin ist die natürliche Variante.

Und dafür steht Arginin: Die Aminosäure optimiert die Durchblutung des ganzen Körpers, nicht nur des Herzens. Das fördert die Sauerstoffversorgung des Gehirns und weitet zudem die Beckengefäße. Davon profitieren Männer mit Erektionsstörungen, aber auch Frauen verhilft das zu einer erhöhten Libido. Arginin weitet jedoch nicht nur die Blutgefäße, es repariert sie auch. Und zwar, indem es die spiegelglatte Gefäßinnenhaut, das sogenannte Endothel – sollte es angeraut sein –, wieder glättet. Ist das Endothel etwa durch erhöhte Harnsäure und die entsprechenden scharfkantigen Kristalle aufgeraut, können sich Blutfette ablagern. Das führt im Laufe der Zeit zu der gefährlichen Plaquebildung. Und genau das unterbindet

Arginin. Deswegen wird es auch das »Penicillin des Endothels« genannt.

Wenn ich bei einem Patienten einen Mangel von Arginin und Threonin (Letzteres ist auch für das Reparieren der Gefäßinnenhaut zuständig) messe, weiß ich sofort, dass die Selbstheilungskräfte gegen Arteriosklerose erschöpft sind. Ich verordne dann diese beiden natürlichen Aminosäuren als Gefäßschutz. Zusätzlich baut Arginin das Stresshormon Cortisol ab, dessen Konzentration heute bei vielen von uns erhöht ist und durch entsprechende Dosen an Arginin abgebaut werden kann. Arginin kommt auch in Lebensmitteln vor, etwa in Hühnerbrustfilet, Lachs, Thunfisch, Eiern, Erbsen und Nüssen.

Um bei angegriffenem Endothel sicher durchzugreifen, empfehle ich, täglich zwischen 3000 und 5000 Milligramm des Durchblutungs-Powermittels in Kapselform einzunehmen. Auch bei erhöhtem Blutdruck, um Arteriosklerose vorzubeugen, eine erektile Dysfunktion zu beheben und Stresshormone zu regulieren. In meinen Aufbauinfusionen ist Arginin ebenfalls hoch dosiert enthalten.

Tyrosin statt Aufputschmittel

Um Müdigkeit und Abgespanntheit in den Griff zu bekommen, trinken viele Menschen Kaffee. Zwei, drei Tassen Kaffee pro Tag sind im Büro völlig normal, denn Koffein ist das harmloseste Aufputschmittel. Das gilt natürlich nicht, wenn man Koffein in so hohen Dosen zuführt, wie es in den Energydrinks enthalten ist. Immer mehr Leistungsträger greifen jedoch auch zu verschreibungspflichtigen Psychopharmaka, um noch ausgiebiger ihren Mann, ihre Frau zu stehen. Gesund ist das natürlich nicht. Und da es Alternativen gibt, ist es auch nicht wirklich nötig. Eine davon ist Tyrosin.

Tyrosin ist eine nichtessenzielle Aminosäure, ich hatte in Kapitel vier schon über sie gesprochen. Sie ist in vielen Proteinen enthalten und in unserem Organismus für die Herstellung von Thyroxin (Schilddrüsenhormon) oder Dopamin notwendig. Die Neuro-Wissenschaftlerin Lorenza Colzato von der niederländischen Universität Leiden und ihr Team haben herausgefunden – wie das US-amerikanische Magazin *Neuropsychologia* Anfang 2015 schrieb –, dass Tyrosin die Leistungsfähigkeit des Gehirns steigern kann.[26] Denn ist diese Aminosäure in hoher Konzentration vorhanden, kann auch viel Dopamin produziert werden. Tyrosin ist praktisch ein Turbo für die Dopaminbildung. Ist die Dopaminbildung gesteigert, fördert das die Denkleistung, die Reaktionsschnelligkeit und die Konzentrationsfähigkeit. Das konnten Colzato und ihre Kollegen an Probanden eindeutig beobachten.

Für die Untersuchung bestellten sie 32 Testpersonen zweimal in ihr Labor. Beim ersten Mal erhielten die Teilnehmer Orangensaft mit Tyrosin zu trinken. Beim zweiten Besuch wurde statt des Tyrosins ein Placebo zugesetzt. Beide Male mussten die Studienteilnehmer Rätsel lösen, möglichst schnell viele verschiedene Lösungen auf eine Frage finden und lösungsorientiert denken. Das Ergebnis: Mit einer Extraportion der Aminosäure waren die Teilnehmer geistig reger und kreativer als ohne. Außerdem fanden die Forscher heraus, dass Probanden auch bei Reaktionstests bessere Ergebnisse erzielten als ohne den Eiweißbaustein.

Um sich selbst die Wirkung der Aminosäure zunutze zu machen, können Sie besonders tyrosinreiche Lebensmittel essen wie Erdnüsse, Erbsen, Eier und Sojaprodukte. Allerdings ist es mit der normalen Ernährung schwierig, genügend Tyrosin aufzunehmen, um die Denkleistung anzukurbeln. Daher empfiehlt es sich, wenn Sie geistig brillieren müssen, vorher ein Nahrungsergänzungsmittel mit Tyrosin einzunehmen. Weitere Nebeneffekte der Aminosäure: Sie wirkt stimmungsaufhellend und erhöht die Stressresistenz. Zudem haben Wissenschaftler des Naval Aerospace Medical Research Laboratory aus den USA erforscht, dass Tyrosin die Leistungsfähigkeit von Menschen, die nachts arbeiten, zumindest zeitlich begrenzt erhöhen kann. Um das festzustellen, ließen sie die Studienteilnehmer zwischen 19.30 und 8.20 Uhr insgesamt neunmal Aufgaben lösen. Da die Testpersonen tagsüber auch nicht geschlafen hatten, waren sie gegen Ende der Versuchsreihe länger als vierundzwanzig Stunden wach gewesen.[27]

7. DAS GRÖSSTE PROBLEM UNSERER ZEIT: STRESS

Dosierter Stress lässt uns in Bewegung bleiben und ist lebensnotwendig. Doch immer mehr wird er zum Zeitgeist-Phänomen, das uns krank macht. Was sind die Ursachen von Dauerstress, und was können wir dagegen tun?

Ohne Stress keine Evolution: Nur mit etwas Stress wachsen wir über uns hinaus, sind wir gedopt für die Herausforderungen des Lebens, die uns täglich begegnen. Das geht schon dabei los, dass wir ein neues Elektrogerät kaufen und uns zu Hause mit der Bedienungsanleitung anfreunden müssen. Bei der Programmierung werden wir ein paarmal fluchen und es erneut versuchen, bis das Gerät angeschlossen ist und es – hurra! – endlich läuft. Genauso kennen wir dieses unangenehme Bauchgrimmen, ein klares Indiz für Stress, wenn wir einem wichtigen Neukunden begegnen oder im Job vor einer neuen, ambitionierten Aufgabe stehen. Die leichte Aufregung ist so lange spürbar, bis wir merken: »Hey, das geht, wir schaffen das!« Haben wir die Sache gemeistert, sind wir stolz auf uns, belohnt vom Körper mit positiven Gefühlen.

Stress ist vielschichtig und wird sehr subjektiv und diffus

wahrgenommen. Als Eustress, wie eben beschrieben, oder aber als Distress: als krank machenden Dauerstress, begünstigt durch Faktoren, die uns wenig Spielraum einräumen, wie ein cholerischer Chef, 24-7-Erreichbarkeit, wenig Selbstbestimmung, hohe emotionale und körperliche Belastung sowie ständiger Leistungs- und Zeitdruck. Nicht zu vergessen ein zu hohes Verantwortungsbewusstsein, bei dem einen der innere Antreiber »Mach's allen recht!« pusht. Er läuft als mentales Programm in Situationen ab, in denen etwas organisiert, eine Aufgabe gestemmt oder einfach nur der Familienfrieden krampfhaft gewahrt werden soll. Um die immer größer werdenden Herausforderungen zu packen, gibt ein weiterer Typus von Dauergestressten, der Leistungssüchtige, noch mehr. Dieses Verhaltensmuster ist oft gepaart mit einem superhohen Anspruch an sich selbst und an die anderen.

Fehlen bei diesen Persönlichkeitsstrukturen dann noch ausgleichende Bewältigungsmaßnahmen wie Pausen einlegen, Bewegung, Entspannungsübungen, Selbstsicherheitstraining etc., ist man schnell in der Stressspirale. Und Hand aufs Herz, wer hat schon gelernt, die Neuzeit-Seuche »Stress« zu managen? Das steht auf keinem Schul- und Hochschullehrplan, denn Stress gehört in einer Leistungsgesellschaft anscheinend als unvermeidbares Übel zum Leben dazu. Mehr noch: Viele, vor allem Top-Leistungsträger und Menschen in helfenden Berufen, sehen ihn als Messlatte, um sich und anderen zu beweisen, wie erfolgreich und belastbar sie sind. Die Zeiten wurden in der Arbeitswelt nach der Krise in der New Economy und der Finanzwelt rauer, und keiner will seinen Arbeitsplatz als Low Performer verlieren, daher zieht das Gros der Berufstätigen mit. Gezwungenermaßen. Kein Wunder, dass bei einer aktuellen Forsa-Umfrage, für die im Auftrag der Techniker Krankenkasse 1000 Deutsche befragt wurden, jeder fünfte angab, unter Dauerstress zu leiden.

Wie kommt es zu Stress? Was steckt dahinter?

Der österreichisch-kanadische Mediziner Hans Selye (1907–1982) hat den Begriff »Stress« 1936 geprägt. »Stress« kommt aus dem Englischen und heißt so viel wie Druck, Beanspruchung: Selye wollte damit die Tatsache erklären, dass Ratten, als er sie extremer Kälte und Hitze aussetzte oder sie in einer Trommel herumwirbelte, mit schrumpfenden Lymphknoten und Magengeschwüren reagierten. Diese Erkenntnis übertrug Selye, der Pionier der Stressforschung, auf den Menschen. Offenbar gebe es auch im menschlichen Körper ein System, so der Wissenschaftler, das auf Belastungen mit bestimmten Symptomen antworte. Stress würde sich auf das Blut, das Gehirn, die Muskeln, den Stoffwechsel und auf die Hormone auswirken – auf nahezu alle Ebenen des menschlichen Körpers, fand der Wissenschaftler heraus. Er identifizierte drei Etappen, die der Stress durchlief: die Schockphase, die Widerstandsphase und die Erschöpfungsphase.

Grundsätzlich ist Stress ein Kommando für den Körper, das ihm sagt: Achtung, Achtung, jetzt wird's eng! Aus grauer Vorzeit ererbt, half es uns, die Art zu sichern und Angriffe eines Mammuts, eines Bären oder eines Säbelzahntigers abzuwehren. Dabei schüttet das Gehirn Stresshormone aus, allen voran Cortisol, Adrenalin und Noradrenalin. Sie wirken wie eine Art Hallo-wach-Cocktail, um für den großen Gegenschlag optimal gerüstet zu sein. Außerdem senken sie unsere Schmerzempfindlichkeit, veranlassen, dass sich der Herzschlag, der Blutdruck und die Atemfrequenz erhöhen, und geben unserer Leber den Befehl, Energie für Gehirn und Muskeln bereitzustellen. Gleichzeitig werden in dieser Notsituation Verdauungsprozesse, der Sexualtrieb und die Steuerung des Immunsystems hintangestellt, geht es doch jetzt ums nackte Überleben.

Natürlich jagen wir heute keine Mammuts mehr, auch vor

Säbelzahntigern müssen wir nicht Reißaus nehmen: Die Attacken, denen wir uns gegenübersehen, haben sich dem modernen Leben angepasst. So hilft uns die Alarmfunktion nicht nur beim Installieren neuer elektronischer Geräte, sondern auch in einem Meeting, wenn wir verbal angegriffen werden, um schlagfertig zu kontern. Oder wenn wir einem Auto blitzschnell ausweichen wollen bzw. mit einem Spurt versuchen, die Bahn, die einen zum Kundentermin bringt, noch rechtzeitig zu erreichen. Stress hilft uns also, im Alltag Reserven zu mobilisieren und scharfsinniger zu sein.

Dummerweise schreit unser Körper aber auch dann »Alarm, Alarm!«, wenn wir vor einer wichtigen Projektphase stehen, ein Kunde nervt, wir Ärger zu Hause haben oder der Boss miesepetrig ist. Selbst eine niedrigere soziale Stellung wirkt sich, so das Ergebnis neuerer Stressforschungen an Hyänen, als Stressor aus. Wie die amerikanische Publikation *Biology Letters* im Frühjahr 2015 verkündete, verkürzten sich bei rangniedrigeren Tieren die Telomere der Chromosomen, wenn sie an den Rändern des Gruppenterritoriums nach Nahrung suchen mussten, während sich die Alpha-Hyänen das beste Fleisch einer Beute inmitten der Gruppe schmecken ließen.[28] Das heißt, wer sich sozial ausgegrenzt und benachteiligt fühlt, ist ebenfalls starkem Druck ausgesetzt. Das gilt für die freie Wildbahn, aber auch für den Büroalltag und das Privatleben.

Unbewusst in die Dauerstress-Schleife

Gerade in den letzten Jahren haben die Anforderungen im Geschäftsleben gewaltig zugenommen. Die Sicherheit eines lebenslangen Arbeitsplatzes ist Vergangenheit, und viele Branchen und Berufszweige haben sich durch die großen Treiber Internet und Globalisierung komplett verändert. Darüber hinaus müssen wir uns stärker als früher um unsere Rente ebenso wie um die Ausbildung unserer Kinder und die Verbesserung des eigenen »Humankapitals« kümmern. Neben dem Job. Feierabend scheint es nicht mehr zu geben. Der Journalist und Chefredakteur des Philosophie-Magazins *Hohe Luft*, Thomas Vašek, provoziert gar mit der These des »Job-Life-Bullshit«. Arbeit würde, so schreibt er in seinem gleichnamigen Buch, die Gesellschaft binden, Sinn und Struktur geben. »Arbeitszeit ist Lebenszeit«, findet er, sie sei das »Zentrum unseres Lebens und das Herz unserer Gesellschaft«. Schön, wenn diese Einstellung selbst gewählt werden kann. Kann sie aber häufig nicht, weil Unternehmen von ihren Mitarbeitern erwarten, dass diese fast rund um die Uhr zur Verfügung stehen. Selbst wenn sie krank oder im Urlaub sind.

Möglich machen dies Mobiltelefone und Smartphones, sie sind mitverantwortlich für den Dauerstress, der das Hamsterrädchen, in dem wir uns irgendwie alle befinden, sich noch schneller drehen lässt. Daher sind wir permanent »on«. Gleich nach dem Aufwachen gehört ein Blick aufs Handy bei vielen zum täglichen Morgenritual. Auf dem Weg zur Arbeit, am Flughafen oder beim Arzt nutzt kaum einer freie Wartezeiten zum Entspannen oder zur Reflexion, stattdessen wird telefoniert, werden mobile Nachrichten gecheckt und versendet.

Dabei stresst nicht nur dieses ständige »On«-Sein, sondern auch jede einzelne Nachricht. Sie setzt uns auf ihre eigene Weise unter Druck und verlangt Entscheidungen. Um im täglichen Stakkato weiterzukommen, wird – zack, zack! – rational entschieden: Es fehlt die Zeit, hinzuspüren und Entscheidungen in Ruhe zu treffen. Die Folge: Die Intuition verkümmert, und wer mit zu vielen Informationen jongliert und immer mehr Dinge erledigen will, kann sich irgendwann nicht mehr konzentrieren. Er wird aggressiv, rastlos, unproduktiv, arbeitet immer oberflächlicher und geht Problemen zunehmend weniger auf den Grund. Statt jetzt zu entspannen und das zu tun, worauf man wirklich Lust hat, geht es in unserer Freizeit genauso weiter wie im Büro: Die kostbare Eigenzeit, so noch im Ansatz vorhanden, muss schließlich kultiviert werden. Und da gibt es eine schier endlose Auswahl an Events und Möglichkeiten.

Philosophen erklären das Phänomen damit, dass wir uns immer weniger mit dem Nichts beschäftigen können und wollen. Der Managementtrainer Paul Kohtes meint im Buch *Das Coaching-Handbuch,* dass Menschen, die sehr engagiert arbeiten, ein Bedürfnis nach mehr Balance leicht als persönliche Schwäche empfinden. Zusätzlich würden sie die Erwartungen, die das berufliche Umfeld an sie stellt, unter Erfolgsdruck setzen, ebenso wie die ihres Selbstbilds, das in hohem Maße von Leistung dominiert ist. In einer Studie der Düsseldorfer Identity Foundation, der Kohtes vorsitzt, gaben unter 200 befragten Führungskräften 89 Prozent an, der Reiz ihrer Position liege in neuen Herausforderungen und im Erbringen außerordentlicher Leistungen. »Sie selbst legen also die Messlatte sehr hoch und die Haltung ›Ich leiste, also bin ich‹ wird zum unausgesprochenen Lebensmotto«, kommentiert Kohtes.[29]

Sich einzugestehen, dass Beruf, Leistung und äußerer Erfolg nicht alles im Leben sind, fällt vielen Führungskräften schwer. Ein diffuses Gefühl von Vereinnahmung tun viele mit »business as usual« ab, 48 Prozent bekannten sogar, dass im Konfliktfall private Wünsche und Erwartungen hinter beruflichen Ansprüchen zurückstehen müssten. Allerdings räumten auch über zwei Drittel der Befragten ein, dass das Leben an einem vorbeiziehe, wenn man zu viel maloche.

Die Anzeichen von Dauerstress sind vielfältig

Kommen wir nicht mehr zur Ruhe, weisen wir als erste Dauerstressanzeichen Konzentrationsschwäche, Aggression und Unkreativität auf.

Chronischer Stress ist eine Reaktion auf Überforderung, die verhindert, dass im Hippocampus neue Nervenzellen gebildet werden.

Dauergestresste nehmen kleine Veränderungen in ihrer Umgebung kaum mehr wahr, schleichend beginnt sich ihr Blick einzuengen. Sie merken auch nicht, wenn sich Dinge zum Besseren wenden, und sehen schwarz und schwärzer.

Verantwortlich für diese Problematik ist der hohe Stresshormonspiegel. Er unterdrückt die Bildung der wichtigen Stimmungshormone Serotonin und Noradrenalin sowie Dopamin. Die ersten beiden sorgen für gute Laune, das dritte treibt an. Sinkt stressbedingt deren Produktion, sinkt unsere Belastbarkeit.

Hier kommt das Minimumgesetz wieder ins Spiel: Sind diese drei entscheidenden Vitalstoffe immer weniger vorhanden, lässt das den Stresspegel weiter ansteigen: Wir spüren unsere verminderte Leistungsfähigkeit und glauben, wir müssten uns nur noch mehr zur Decke strecken, um das Defizit auszugleichen. Ein fataler Trugschluss: Jetzt zieht der Körper erst recht alle ihm verbleibenden Register: Die Leber verwandelt Eiweiß in Zucker, um das empfindliche Gehirn vor einer Überlastung zu schützen, und wandelt die wertvollste Substanz des menschlichen Körpers – das Eiweiß – in Energie um.

Glukoneogenese heißt dieser Prozess in der Fachsprache. Gehirnaktive Aminosäuren (Eiweißbausteine) verpuffen als Glukose und fehlen, um die »Rückenwindhormone«, die Gegenspieler im Stresskreislauf, bilden zu können. Das Dramatische dabei: Flaut der Stress wieder ab, leben die Stimmungshormone nicht von alleine wieder auf. Es fehlen ja nun die essenziellen gehirnaktiven Aminosäuren für deren Nachproduktion. Sie sind dann weg, und der Betroffene baut sowohl psychisch als auch körperlich ab. Aus diesem Grund können sich Ausgebrannte nicht mehr selbst helfen, geschweige denn, sich aus ihrer Situation befreien. Mit oberflächlichem Gegensteuern – wie Pausen einlegen und Entspannungsübungen – versuchen einige der Erschöpfungsspirale zu entkommen. Doch das reicht nicht aus. Der Grund: Cortisol hat wichtige Synapsen im Gehirn zerstört und verhindert, dass neue Nervenzellen gebildet werden – Konzentration und Gedächtnisleistung sinken, die gefühlte Arbeitsbelastung steigt. Wir sprechen in diesem Zusammenhang auch von Burnout oder einer Erschöpfungsdepression.

Burnout ist ein Prozess, in dessen Verlauf Euphorie, Schaffenskraft, Lebensmut und positive Energie schwinden und durch Leere, Lebensunmut, Antriebsarmut und Pessimismus ersetzt werden.

So lautet aus diesem Grund meine Definition in meinem Buch *Erschöpfung und Depression. Wenn die Hormone verrücktspielen.* Allerdings macht Stress nicht nur depressiv und vergesslich, er kann auch Arterienverkalkung, Asthma, Fettsucht und Diabetes begünstigen, zu Impotenz führen, Magen-Darm-Probleme auslösen ebenso wie dauerhafte Gelenk- und Rückenschmerzen. Aus diesem Grund hält die Weltgesundheitsorganisation (WHO) Stress für eine der größten Gesundheitsgefahren des 21. Jahrhunderts.

Das Hinterhältige an Stress ist – er schleicht sich in unser Leben. Erste Anzeichen von Dauerstress, das stelle ich immer wieder fest, nehmen die wenigsten ernst, und am Anfang sind die körperlichen Erschöpfungserscheinungen sehr unspezifisch: Konzentrationsstörungen, Rücken- und Nackenschmerzen, vermehrte grippale Infekte, Ein- und Durchschlafprobleme. Wer geht da schon zum Arzt? Stattdessen spielen viele Betroffene diese Symptome runter: »Ich sitze viel«, »Mache zu wenig Sport«, »Ist momentan viel zu tun, das gibt sich wieder. Zwei Wochen Urlaub und dann ist wieder gut«. Diejenigen, die sich dann doch untersuchen lassen, bekommen nach einem »großen Blutbild« von ihrem Arzt meistens zu hören: »Alles in Ordnung!« Und mit diesem Freibrief wird wie eh und je weitergewerkelt: Ist ja alles im Lack!

Von wegen: Die wirklich aussagekräftigen Werte, die den Gesundheitscode eines jeden von uns ausmachen, werden bei einem großen Blutbild nicht gemessen. »Großes Blutbild«, das hört sich zwar ganz groß an, in Wirklichkeit jedoch ist der Einblick, den es in den Körper gibt, minimal. Es ist, als wenn Sie Ihren Wagen zum 20 000-km-Kundendienst bringen, und der Werkstattmeister schaut sich kurz den Motor an. Vergisst dabei aber, die Bremsen, die Licht- und Blinkeranlage, den Reifendruck, die Spureinstellung etc. zu prüfen.

Treten ernsthafte gesundheitliche Beeinträchtigungen auf, wie permanente Müdigkeit, Antriebslosigkeit, keine Lust auf Freizeit und Freunde sowie Gemütsschwankungen, wird manch einer hellhörig. Wer diese Zeichen nicht wahrnimmt, riskiert eine Vollbremsung des Körpers. Sie ist die Ultima Ratio, mit der er uns sagen möchte: Schau. Endlich. Hin. Dein Umgang mit Stress ist nicht der richtige, du musst in deinem Leben dringend etwas ändern!

Da sich Stress nach und nach aufbaut, spricht Hans-Peter Unger, Chefarzt am Zentrum für seelische Gesundheit an der Asklepios-Klinik in Hamburg-Harburg, von der Erschöpfungsspirale und findet dafür folgende Dynamik.

Die Erschöpfungsspirale[30]

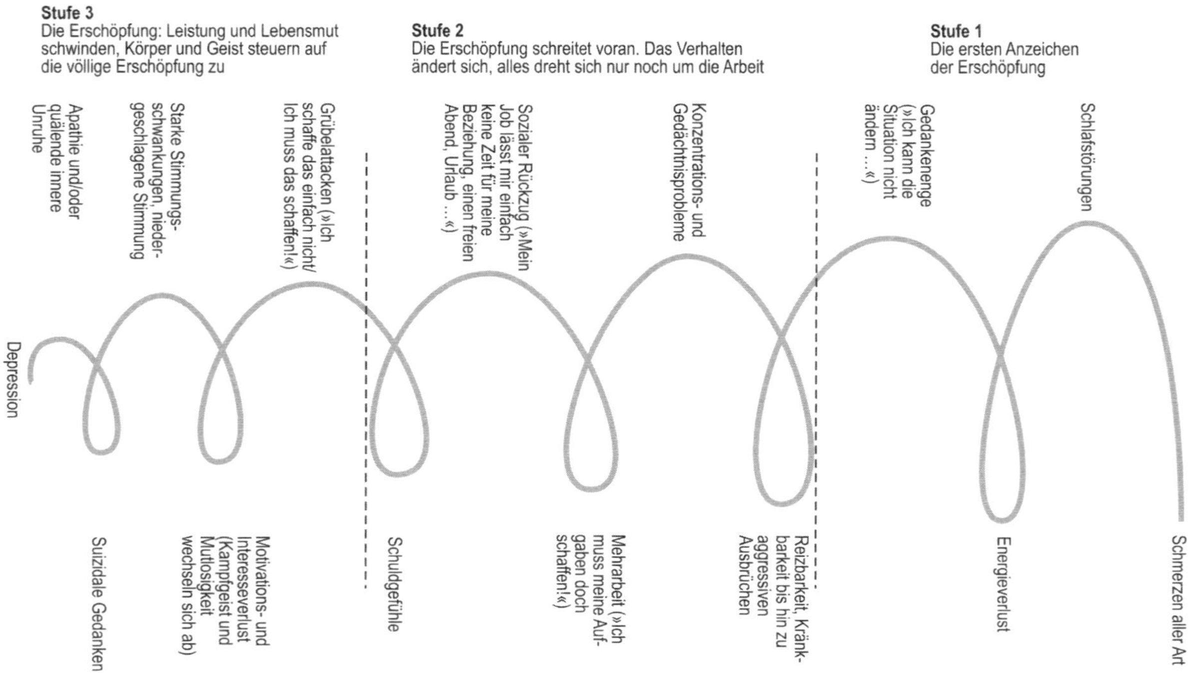

Natürlich macht jeder mal mehr oder weniger anstrengende und fordernde Zeiten in Job und Leben durch. Dann schaffen wir es aber nach einer kräftezehrenden Projektphase, einem Jobwechsel oder nach dem Beenden einer Beziehung in angemessenem Zeitraum selbst wieder gegenzusteuern und neue Energie zu tanken. Doch sind die uns stressenden Verhaltensmuster und Stressoren damit ein für alle Mal gebannt? Nein. Stress und Burnout haben in der Regel mit inneren Strukturen zu tun, in denen die Betroffenen individuell gefangen sind. Etwa weil sie zu hohe äußere oder innere Ansprüche haben, ihre Bedürfnisse nicht kennen und nicht wissen, wie sie diese einfordern können. Erfahren Sie im folgenden Kapitel, wie Sie solche Hürden im Besonderen und chronischen Stress im Allgemeinen meistern.

8. STRESS VORBEUGEN MIT EINER GESUNDEN LEBENSFÜHRUNG

Um erst gar nicht in die Erschöpfungsspirale zu rutschen, hier sieben Gegenmittel – von Auszeiten nehmen über Resilienz aufbauen bis hin zu Selbstsaboteure erkennen und Meditation: So schützen Sie sich effektiv vor dem Ausbrennen.

»Wenn du es eilig hast – gehe langsam«, besagt ein indianisches Sprichwort. Klar, es gibt immer Dinge, die einen fordern. Ein kräftezehrendes Bumerang-Projekt, ein zu voller Terminkalender, Psychopathen-Chefs, biestige Kollegen, Probleme mit Familienangehörigen … Solche Baustellen gehören zum Leben dazu, die Frage ist nur: Wie gehe ich damit um, damit ich nicht zu viel Energie verliere und die Taktung meines Hamsterrads nicht erhöhe. Bei sich zu bleiben hilft: zu erkennen, was läuft, und bewusst zurückzuschalten. Sie entscheiden selbst, wie viel Macht Sie einem Problem verleihen.

Vor allem in beruflichen Stresszeiten sollten wir Termine mit uns selbst im Kalender eintragen – auch wenn's vermeintlich nicht möglich ist. Gerade dann ist es besonders wichtig, einen Gegenpol zu schaffen. Denn: Werden die Phasen der Erholung seltener, hat der Körper immer weniger die Chance, sich wieder auf Normalwerte einzupegeln. Er ist in permanentem Alarmzustand. Daher: Energiefresser ausschalten, mit Antistresstechniken dagegenhalten und Pausen einlegen. Erfahren Sie auf den nächsten Seiten, welche konkreten Gegenmittel es gegen Stress gibt – inklusive Ernährungstipps, um den Stressstoffwechsel zu unterlaufen.

Gegenmittel 1: Auszeiten für sich selbst

Auszeiten sind – wie eben schon angesprochen – ein wichtiges Antistressmittel. Manche Unternehmen geben aus diesem Grund sogar einen Leitfaden zum rechten Umgang mit Stress und Leistung heraus. Der Autokonzern Daimler zum Beispiel hat ein Ampelsystem für seine Überstunden eingeführt. Über 80 Prozent der Mitarbeiter befinden sich demnach im grünen und gelben Bereich. Wer im »roten« ist, muss zu Hause bleiben und seine Überstunden abbauen. MAN bietet Führungskräften und normalen Angestellten Seminare zur Stressvermeidung an, und Firmen wie Lufthansa, Vaillant oder IBM stellen ihren Mitarbeitern Ruheräume für einen kurzen Powernap zur Verfügung. Bei Proctor & Gamble gibt es Meditations- und Yogakurse für Mitarbeiter, genauso wie bei der Unternehmensberatung McKinsey, deren Chef selbst Yoga praktiziert, und beim US-amerikanischen Video-Streaming-Anbieter Netflix dürfen die Mitarbeiter so oft und so lange in Urlaub gehen, wie sie möchten.

Das hat natürlich nicht nur altruistische Gründe: Die Unternehmen haben einfach gemerkt, dass sie Vorsorge günstiger kommt als Nachsorge. Was Unternehmen als Antistressmaßnahmen vormachen, sollten auch Sie für sich selbst nutzen. Sie sollten diese Zeiten als ebenso wichtig erachten wie Job-Termine und entsprechend in Ihrem Kalender festhalten: Betrachten wir uns selbst als »Humankapital«, gilt es, dafür Sorge zu tragen, dass unser Körper den Leistungsmarathon, dem wir im Job und im Leben ausgesetzt sind, auch gut trainiert mitmacht. Das funktioniert nur, indem wir uns zwar fordern, aber auch wieder entspannen. Das muss nicht gleich mithilfe von Yoga sein, ebenso gut wirken ein Spaziergang um den Block, eine Pause auf einer Parkbank, auf der Sie in der Sonne Ihr Mittagessen genießen oder sich für ein Telefonat mit einem guten Freund niederlassen. Oder ein Lunchtermin mit Ihrer/Ihrem Liebsten.

Oder tun Sie einfach mal gar nichts, gönnen Sie sich 30 Minuten Tagträumen, denn Assoziationen, Erinnerungen und Gedanken brauchen einen ruhenden Geist, um sich ihren Weg durch unser Gehirn zu bahnen und neue Verknüpfungen zu bilden. Daher raten Psychologen und Neurowissenschaftler: Wenn du zu viel zu tun hast, tu am besten mal nichts. Denn regelmäßiges Nichtstun, das propagiert auch der Kognitionswissenschaftler Andrew Smart, ist der Schlüssel zu Kreativität und Selbsterkenntnis. Es hilft, neue Wege und Lösungen zu finden, etwa um sich aus verfahrenen Situationen zu befreien oder Probleme und knifflige Aufgaben zu meistern und daraus Kraft und Zuversicht zu schöpfen. Was gibt es Stärkeres als »Heureka!« zu rufen, so wie einst Archimedes, der, als er darüber nachsann, wie er den Goldgehalt eines Goldstücks überprüfen könnte, in der Badewanne die entscheidende Idee hatte. In der Entspannung überfiel ihn der Geistesblitz, die Lösung, und der Legende nach lief er nackt und begeistert »Heureka« (auf Griechisch: »Ich hab's!«) rufend durch Syrakus.

»Um wirklich schöpferisch zu sein«, meint auch die Psychologin und Zen-Meisterin Dr. Anna Gamma gegenüber dem Magazin *Psychologie heute,* »brauchen wir Zeiten, in denen wir nichts leisten müssen, ja sogar nichts leisten dürfen.« Sie findet, dass solche schöpferischen Pausen sein sollten wie bei einem landwirtschaftlichen Feld, wo jeweils auch ein Viertel der bewirtschafteten Fläche Brachfläche bleibe. Das würde für uns einen Raum öffnen, der für unser Glücklichsein eine entscheidende Bedeutung habe. »Das ist der Boden, der mich trägt, dass ich mich nicht abhängig mache von äußeren Leistungen, sondern den Raum des Glücks in mir entdecke«, führt Gamma weiter aus.

Gegenmittel 2: Resilienz aufbauen

Resilienz bedeutet psychologische Widerstandkraft, um unvorhergesehene Ereignisse, Missverständnisse, Niederlagen auszuhalten. Sie ist eine Tugend, ohne die heute niemand mehr auskommt, und sie macht uns stark fürs Leben. Denn wie ein tibetisches Sprichwort sagt: »Das Einzige, was im Leben sicher ist, ist die Veränderung.« Wer das erkannt hat, ist weise, und wer weiß, damit umzugehen, stark. Den kann nichts mehr umhauen. Und weil wir aktuell sehr unruhige Zeiten durchlaufen, gilt der Aufbau von Resilienz als Top-Vorsorgemaßnahme gegen Stress. Auch weil die alltäglichen Herausforderungen in einem immer schneller werdenden Stakkato über mehr und mehr Kanäle auf uns einprasseln. Das hängt mit einer allgemeinen Beschleunigung zusammen, mit mangelnden Sicherheiten, mit Multioptionalität, Selbstoptimierung aus Existenzangst, ständiger Erreichbarkeit, um nur einige Schlagworte zu nennen. Und das im Job, in der Freizeit, in den sozialen Medien und Netzwerken.

Interessanterweise stammt der Begriff »Resilienz« aus der Werkstoffkunde und beschreibt die Fähigkeit eines Materials, nach einer Dehnung oder Quetschung wieder in seine Ursprungsform zurückzukehren. Darum geht es beim Menschen auch: Stress und Unglück sollen uns nicht aus der Bahn werfen, uns nicht dauerhaft verformen. Wir sollen sie als Herausforderung annehmen und lösen lernen.

Resilienz ist keine statische Größe. Zu einer Zeit in unserem Leben können wir stärker sein und zu einem anderen Zeitpunkt verletzlicher. Das ist abhängig von unserer Lebenseinstellung und davon, wie stark eingebunden ins Leben wir uns fühlen durch Beziehungen, Erfolg im Job etc. Allerdings lässt sich die Widerstandskraft nach Meinung der Experten aufbauen. Die zentralen Begriffe, die Seminarteilnehmer lernen, um besser mit Stress umgehen zu können, sind Akzeptanz, Optimismus und Lösungsorientiertheit. Außerdem: Beziehungen gestalten, Verantwortung übernehmen, sich selbst regulieren sowie Ziele vorgeben und anstreben.

Psychisch robuste Menschen hadern nicht mit »Problemen«. Sie sehen sie als Herausforderung und suchen nach Lösungen. Sie denken nicht: »Warum immer ich. Immer passiert mir das, dass der Schalter geschlossen hat, der Grafiker sich in einem wichtigen Projekt die Hand bricht oder die Kaffeemaschine verrücktspielt, wenn ich mal Lust auf einen Cappuccino habe.« Stattdessen sagen sie sich: »Shit happens, wie krieg ich die verdammte Kuh vom Eis?«, und freuen sich, wenn sie die Lösung schnell und vielleicht auch auf ungewöhnlichem Weg hinbekommen.

Durch die Bank sind resiliente Personen auch begeisterungsfähiger, zuversichtlicher, humorvoller und entschlossener. Einfach optimistischer. Für sie ist das Glas halb voll statt halb leer, sie sehen sich als Macher und nicht als Opfer.

Der Psychologe, Mentalexperte und Bestsellerautor Jens Corssen spricht in diesem Zusammenhang vom »Quatschi«, den es auszuhebeln gilt. Den kennen viele von uns als inneren Kritiker, der uns zu »Opfern« oder zu »Machern« werden lässt. Corssens Rat: Immer, wenn in unserem Kopf der innere Kritiker das Regiment übernehmen will, sollen wir uns dessen bewusst werden und sagen – indem wir diesen Schlechtredner in unserem Kopf klein machen: »Hallo, Quatschi, geh weg, ich kann dich nicht brauchen.«

In meinen Augen reicht es vollkommen, wenn man sich nur über Dinge aufregt, die man selbst verursacht hat und die man mit diesem Abstand zu sich selbst auch leichter ändern kann. Wichtig, um resilient zu sein, sind auch zwei Hormone: das Antriebshormon Dopamin und das Stimmungshormon Serotonin. Liegen diese »Rückenwindhormone« im oberen Normbereich, haben wir ein dickes Fell, das uns effektiv gegen Stressoren schützt. Sind wir hormonell schwächer ausgestattet, reagieren wir sensibler, dann sinken sowohl unser Antrieb als auch unsere Belastbarkeit, und die Gedanken ziehen automatisch eher negative Schleifen. Auch ein hoher Magnesiumspiegel ist in diesem Zusammenhang wichtig. Schon aus diesem Grund ist Resilienz, wie gesagt, keine statische Größe.

Gegenmittel 3: Selbstsaboteure erkennen und abmildern

Natürlich gibt es nicht nur den »Quatschi«, sondern auch Glaubenssätze, die uns antreiben und dafür sorgen, dass wir uns und auch andere überfordern. Wir haben sie oftmals im Elternhaus, von Großeltern, Lehrern oder anderen Mentoren in jungen Jahren erlernt und agieren unbewusst nach ihnen. Weil unsere Vorbilder bereits nach ihnen lebten, übernahmen auch wir sie als Lebensleitplanken und unausgesprochene Sozialisationsregeln. Verhielten wir uns nach ihnen, erhielten wir Lob und Liebe. Sie funktionierten perfekt, diese Glaubenssätze, die viele erst durch einen Burnout an sich entdecken und es dann schaffen, diese Selbstsaboteure durch genaueres Hinsehen abzumildern.

Ganz beliebt ist der Glaubenssatz: »Mach's allen recht!« Er steht auch an erster Stelle, wenn es um die klassische Burnout-Persönlichkeit, den Selbstverbrenner, geht. »Mach's allen recht!« ist dafür verantwortlich, dass wir uns selbst verausgaben. Wir sind der/die Nette, der/die es allen recht machen will. Wenn wir das tun, so die fälschliche Annahme, werden wir geliebt. Uns selbst vergessen wir bei der Kalkulation allerdings: Menschen, die diesen Selbstsaboteur in sich tragen, wissen meist nicht, wie die eigenen Bedürfnisse aussehen, und treten nicht für sie ein. Sie verausgaben sich nicht nur, sondern tappen damit auch in die Falle der Abhängigkeit. Weil sie nach Liebe dürsten, werden sie leicht zum Spielball: Liebesentzug oder ein Sich-Abwenden ist ein probates Mittel der anderen, um den »Mach's-allen-recht«-Gläubigen ihre Missbilligung zu zeigen und damit zu bestrafen, wenn diese sich nicht so verhalten, wie die anderen es gerne möchten. Außerdem wird solchen Menschen wenig Respekt entgegengebracht, weil sie ja immer Ja sagen. Gerne werden ihnen daher unangenehme Projekte, Mehrarbeit oder Fleißaufgaben aufgebürdet, die wenig Renommee einbringen, aber auch erledigt werden müssen. Schließlich weiß man: Der/die Nette kann bzw. wird sich kaum wehren. Manager, die mit diesem Antreiber ausgestattet sind, denken, ohne sie ginge es nicht, daher arbeiten sie gerne bis tief in die Nacht.

Ein weiterer, gerade unter Burnout-Patienten vielfach vertretener Selbstsaboteur ist der Glaubenssatz »Sei perfekt!« oder »Sei stark!«. Beide tragen dazu bei, dass wir uns und oftmals auch unser Umfeld mit unserem Anspruch und unserem Kontrollwahn überfordern. Hausgemachtes Stakkato also. Dazu kommen die inneren Peitschen »Streng dich an!« und »Mach schnell!«. Sie setzen uns nicht nur unter Druck, sondern entziehen uns gleichzeitig Energie. Und das Schlimme daran ist: Alle Antreiber machen noch nicht einmal Sinn. Denn was bringt es, dass wir turboschnell arbeiten, es allen recht machen und uns mit unserem Perfektionismus noch die letzte Kraft rauben? Nichts. Wir sind keine Maschinen, und mit ihnen zu konkurrieren ist verlorene Liebesmüh. Außerdem brauchen wir Lösungen, frische Ideen und Innovation. Das lässt sich mit Schuften bis zum Umfallen nicht bewerkstelligen, sondern ist kontraproduktiv. Mehr noch, wir erschöpfen uns selbst.

Erforschen Sie sich daher, welche inneren Antreiber Sie bei sich feststellen. Und glauben Sie mir, jeder hat so einen bei sich einquartiert. Entweder möchte man der/die ewig Nette sein oder aber mit Leistung punkten wie im Fall von Miriam Meckel. In ihrem Burnout-Bestseller *Briefe an mein Leben* schreibt die Kommunikationswissenschaftlerin: »Ich bin Opfer meines individuellen existenziellen Kategorienfehlers geworden. Indem ich versucht habe, die negativen Folgen quantitativer Überlastung durch quantitative Leistungssteigerung zu bewältigen, war ich von Beginn auf Misserfolg programmiert. Ich habe versucht, mit quantitativen Kategorien qualitative Probleme zu lösen. ›Wie viele Aufsätze muss ich schreiben, um geliebt zu werden?‹ Oder: ›Wie viele Flugmeilen muss ich pro Jahr absolvieren, um attraktiv zu bleiben?‹«

Wer sich eingesteht, selbst auch einen inneren Saboteur zu beherbergen, ist bereits auf dem Weg der Besserung. Mit Selbsterkenntnis lässt sich dieser dingfest machen und dann aushebeln. Indem Sie Nachsicht walten lassen und mit sich so umgehen wie mit einem sehr guten Freund. Schließlich würde diese Haltung sich selbst gegenüber für mehr seelische Ausgeglichenheit sorgen und Depressionen vorbauen, stellte die US-amerikanische Psychologin Kristin Neff fest.[31] Natürlich kann man sich nicht um 360 Grad wandeln, klar. Sie können aus einer sauren Zitrone eine süße Zitronenlimonade machen, allerdings keinen Himbeersaft, meinte der Schweizer Persönlichkeitsexperte Samy Molcho, als das Nachrichtenmagazin *Focus* ihn fragte, inwieweit Menschen sich verändern könnten.[32] Und: Bis zum 60. Lebensjahr ist Veränderung möglich, danach wird es schwieriger. Also mildern Sie innere Antreibersätze etwa folgendermaßen ab:

»Mach's allen recht!« zu	»Ich kann auch mal Nein sagen und nur an mich denken.«
»Sei perfekt!« zu	»Ich kann auch mal 80 Prozent geben und muss nicht alles kontrollieren.«
»Sei stark!« zu	»Ich kann andere um Hilfe zu bitten.«
»Streng dich an!« zu	»Ich kann auch mal auf der Couch liegen und am Abend nichts tun.«
»Mach schnell!« zu	»Ich kann Dinge in der Zeit erledigen, die dafür notwendig ist. Und wenn ich merke, dass ich schnell werde, schalte ich einen oder zwei Gänge zurück.«

Gegenmittel 4: auf gesunde Ernährung achten

Das Eskimo-Volk der Inuit verstößt konsequent gegen alle gültigen Ernährungsregeln und zählt dennoch zu den gesündesten Völkern der Welt. Und das, obwohl es in einem der unwirtlichsten Teile unserer Erde wohnt, wo sich nichts anbauen lässt. Die Inuit ernähren sich von Fisch und dem Fleisch fetter Robben und Walrösser, während Kohlenhydrate auf ihrem Speiseplan komplett fehlen. Trotzdem kennen sie – solange sie fern der Zivilisation und des Supermarktes wohnen – weder Karies noch Bluthochdruck oder Diabetes. Von tierischen Eiweißen und Fetten haben unsere Vorfahren gelebt, bevor wir vor 10000 Jahren mit dem Ackerbau und festen Siedlungen begannen. Unsere Urahnen lebten von der Jagd, sammelten Beeren und Nüsse. Wäre das falsch gewesen, würde es uns heute nicht mehr geben: Unsere Spezies wäre längst ausgestorben.

Laut der Deutschen Gesellschaft für Ernährung (DGE) sollen wir uns aber möglichst fettarm und kohlenhydratreich ernähren. So wie das die Amerikaner fast ein halbes Jahrhundert lang gemacht haben. Die Konsequenz: Die Amerikaner wurden dick und dicker und krank und kränker. Sogar die Cholesterinwerte verschlechterten sich, obwohl sie mit der Nahrung kaum Fette zu sich nahmen.

Bill Clinton zog als prominentes Vorbild schon vor Jahren die Notbremse. Kategorisch verbannte er Backwaren, Nudeln, Reis und Kartoffeln von seinem Speiseplan. South-Beach-Diät nannte sich seine vom Kardiologen Arthur Agatston entwickelte Variante der kohlenhydratarmen Ernährung. Der Vorteil dieser Diät ist, dass, je weniger Kohlenhydrate man isst, desto schlanker und gesünder wird man. Ohne negative Auswirkungen auf die Gesundheit. Im Gegenteil: Das Fett schmilzt, bei Typ-2-Diabetikern sinkt der Blutzucker, bei Hypertonikern der Blutdruck, ermittelten langjährige Studien. Umso mehr erstaunt es, warum Fachgesellschaften wie die DGE, die Deutsche Diabetes- oder die Deutsche Adipositas-Gesellschaft weiterhin auf einen hohen Kohlenhydratanteil in der Ernährung pochen. Denn auch für andere Krankheitsbilder werden mittlerweile die Vorzüge einer kohlenhydratarmen Diät diskutiert.

Bereits 1921 entdeckten Forscher der Mayo-Klinik, dass eine protein- und fettreiche, aber kohlenhydratarme Diät die Anzahl der Krampfanfälle bei Epileptikern verringerte.[33] Auch bei Alzheimer, chronischer Müdigkeit, Demenz, Depression, Migräne, multipler Sklerose, Parkinson und Schlaganfall reduzierte eine kohlenhydratarme Diät oftmals das Auftreten der Erkrankung bzw. die Beschwerden. Sogar bei Krebs wird eine heilsame Wirkung angenommen.

Denn was passiert im Körper bei dieser Ernährung? Erhält der Organismus keine Kohlenhydrate mehr, stellt er in der Leber aus Fett Ketonkörper als Zuckerersatz her. Nach einiger Zeit ist es dem Gehirn möglich, ohne Glukose auszukommen. Ketonkörper sind »Supertreibstoff« fürs Gehirn – besser als die angeblich so wichtige Glukose. Weil der Körper sich erst umstellen und die Ketonkörper produzieren muss, sind wir in den ersten zwei Tagen dieses Transformationsprozesses müder und schlapper als sonst, danach aber wesentlich leistungsfähiger. Nicht nur im Büro. Auch Profisportler vermeiden immer häufiger Nudelpartys vor einem Wettkampf.

Übrigens: Da das Masthormon Insulin, bedingt durch die Verstoffwechslung der Kohlenhydrate, nicht mehr ausgeschüttet wird, nimmt man mit der ketogenen Diät viel schneller ab als bei jeder anderen Diät: Der Körper kann das Abnehmhormon Glukagon nur in Abwesenheit von Insulin ausschütten. Diese Hormone sind Gegenspieler. Daher und auch weil ich sie für die gesündeste Ernährungsform halte, propagiere ich die ketogene Ernährungsform. Natürlich werde ich in letzter Zeit von meinen Patienten immer wieder gefragt: »Und was ist mit veganer Ernährung?«, wird sie im Moment doch als besonders gesund und als tier- und umweltschonend gepriesen. Allerdings, so meine Erfahrung, kommt bei Veganern das Eiweiß viel zu kurz. Auch wenn Linsen und Bohnen gute Eiweißlieferanten sind, reicht dieses pflanzliche Eiweiß nicht aus, um die Werte im Blut über die Wohlfühlgrenze zu heben. Bei Veganern messe ich überproportional niedrige Eiweißwerte im Blut. Bei manchen Vegetariern (die auch Eier und Milchprodukte zu sich nehmen) liegt der Eiweißspiegel häufig zwar noch knapp im unteren Drittel – ideal wäre jedoch das obere Drittel. Denn Eiweiß benötigen nicht nur die Muskeln, wir brauchen es auch für den Knochenaufbau, den roten Blutfarbstoff, das Immunsystem und um die Wohlfühlhormone Dopamin, Serotonin und Testosteron zu produzieren.

Liegt der Eiweißspiegel – wie so häufig – unter der magischen Grenze von 7,7 Gramm pro Deziliter, werden die katabolen, die abbauenden Prozesse des Körpers begünstigt. Als Folge werden die Muskeln schlaff, die Osteoporose schreitet schneller voran, die Sauerstoffversorgung leidet, das Immunsystem wird anfälliger, und die Produktion der wichtigen Antriebs- und Glückshormone flaut ab. Daher: ketogen ernähren!

Auch Osama Hamdy, der medizinische Direktor des Joslin Diabetes Center in Boston, empfiehlt, 20 bis 30 Prozent der täglichen Nahrung aus Eiweiß zu beziehen und maximal 40 Prozent aus Kohlenhydraten.[34] Damit liegt Hamdy schon einmal unter den Empfehlungen unserer Diabetes-Gesellschaft, die immer noch über 50 Prozent »gesundes« Vollkorn empfiehlt. Das Joslin Diabetes Center hat, so viel zum Hintergrund, 600 Mitarbeiter und ist als Lehrkrankenhaus mit der Medizinischen Fakultät der Harvard-Universität verbunden. Besser ist es natürlich nicht nur für Zuckerkranke, komplett auf Kohlenhydrate zu verzichten. Wenn man sich bemüht, möglichst keine Kohlenhydrate zu essen, nimmt man trotzdem noch circa 30 Gramm täglich auf. Kürzlich habe ich auf einem Diabetiker-Kongress vor 2000 Diabetikern und deren Ärzten von der Bühne herunter postuliert: Diabetiker sollten gar keine Kohlenhydrate essen. Darauf haben mich 2000 Augenpaare angeschaut wie eine Kuh, wenn es blitzt. Das hatten sie ja noch nie gehört! Wir erinnern uns: Kohlenhydrate sind im Gegensatz zum Eiweiß nicht essenziell. Wenn ich nicht schon so viele insulinpflichtige Diabetiker von der Insulinnadel befreit hätte, hätte ich meinen Mund auf dem Kongress nicht so voll genommen. Der Patient bleibt zwar Diabetiker, ohne Kohlenhydrate braucht er aber kein Insulin mehr. Natürlich muss der Patient auch konsequent mitarbeiten, über die entsprechende Disziplin verfügen und den Blutzucker weiter überwachen.

Ich empfehle eine kohlenhydratarme und eiweißreiche Diät, wobei der Anteil des Zuckers (Kohlenhydrat) mit 20 bis 40 Gramm pro Tag drastisch reduziert ist.

Für den Ernährungsplan bedeutet das: viel Eiweiß, gute Fette, frisches Gemüse zu sich zu nehmen, dafür aber kohlenhydratreiche Nahrungsmittel wie Reis, Nudeln und Kartoffeln sowie Süßigkeiten komplett zu vermeiden. Weil der Körper unterm Strich alle Kohlenhydrate als Zucker verwertet. Selbst süßes Obst sollte man aus diesem Grund mit Vorsicht genießen. Und essenziell sind Kohlenhydrate wie gesagt entgegen weitverbreiteter Meinung nicht. Lebensnotwendig sind nur folgende Stoffgruppen: essenzielle Aminosäuren, Vitamine, Mineralstoffe und Spurenelemente sowie Omega-3-Fettsäuren, die zum Beispiel in Leinöl oder in fetten Seefischen enthalten sind.

Was den Verzehr von Fleisch anbelangt, gilt der Grundsatz: Je weniger Beine ein Tier hat, desto besser. Fisch, Geflügel, Wild, Lamm, Rind, Kalb lautet die ideale Reihenfolge. Und besonders bei Geflügel gilt: am besten Bio. Denn was hat so ein armes Hähnchen nur für ein Leben hinter sich, das für zwei Euro das Kilo im Supermarkt in Folie verschweißt verkauft wird?

Zur Info: Bio bedeutet in der Tierhaltung, dass nur Futter aus ökologischem Anbau verfüttert wird und die Tiere artgerecht gehalten werden. Keine unethische und schändliche Massentierhaltung, die Tiere zu reiner Ware reduziert, die sie, in Käfigen oder auf engstem Raum zusammengepfercht, ein (zwar) kurzes, aber häufig schmerzvolles Dasein fristen lässt. Liegt die minimale Stallfläche bei konventionell »erzeugten« Legehennen bei 12,5 Tieren pro Quadratmeter, sind es bei Bio pro Quadratmeter maximal sechs Tiere, die ein Gesamtgewicht von 21 kg nicht übersteigen dürfen.

Weitere Ernährungstipps, die Stress vorbeugen und entspannen

Tipp 1: Säure-Basen-Haushalt optimieren

Stress zeigt sich immer auch am Säuren-Basen-Haushalt. Aus diesem Grund ist ein Großteil von uns übersäuert, weil wir dann auch flach atmen, weniger trinken, uns wenig bewegen und eine schlechte Körperhaltung einnehmen. Das führt in der Summe zu einem Rückstau an Kohlendioxid, Säuren werden in Muskeln, Gelenken, Knochen und im Bindegewebe eingelagert. Auch säurereiche Lebensmittel, wie Getreide, weißer Reis, Brot, Süßspeisen, Zucker, Kuchen, Kaffee, Alkohol, Wurst etc., begünstigen diesen Prozess der Übersäuerung. Das können Sie ändern, indem Sie den Tag basisch mit einem frischen Saft aus Roter Bete, Karotten, Sellerie, Gurke, mit einem kleinen Anteil an Äpfeln oder Birnen beginnen. Wenn Sie dann noch mit einem Schuss Leinöl (wegen der wertvollen Omega-3-Fettsäuren) und einem Stückchen Ingwer verfeinern, kommt geschmacklich keine Langeweile auf. Allerdings sollte mehr Gemüse als Obst in Ihrem Basen-Drink sein. Zusätzlich fördert eine stolze Körperhaltung die bessere Abatmung von Kohlendioxid. Sie erinnern sich: Brust raus, Bauch rein! Kennen Sie die Devise von früher? Heute ist leider genau das Gegenteil der Fall. Ein einfacher Test: Schauen Sie bitte jetzt genau in dem Moment an sich herunter. Was sehen Sie zuerst? Die stolze Heldenbrust oder eher den Bauch? Also: Gerade sitzen, Brust raus und die Schultern nach hinten unten ziehen. Das sorgt für eine bessere Haltung und hebt die Laune!

Auch gut: tägliche Bewegung und gelegentlich ein Basen-Bad. Spezielle Produkte gibt es in der Apotheke oder im Drogeriemarkt.

Tipp 2: Magnesium zur schnellen Beruhigung

Stressforscher Hans Selye hat viel mit Ratten experimentiert. Er ließ sie unter anderem bis zur Erschöpfung schwimmen. Das hält eine normale Ratte fast eine halbe Stunde durch. Bräche man das Experiment nicht ab, würde sie danach untergehen. Hat man ihr vorab allerdings ausreichend Magnesium verfüttert, bewältigt sie diesen Kraftakt doppelt so lange.

Bei uns Menschen ist es ähnlich. Auch uns hilft Magnesium, um mit starken physischen und psychischen Belastungen besser umzugehen. Allerdings – und das ist der Haken an der Sache – sind die Magnesiumwerte im Blut gestresster Menschen erschreckend niedrig. Wie ich vorn schon erläutert habe, liegen sie bei meinen Patienten bei der Erstuntersuchung meistens im unteren Drittel. Für Spitzenleistungen gehören sie aber ins obere Drittel (ideal sind Werte zwischen 0,9 und 1,1 mmol/l).

Schuld daran ist Stress. Stress verbraucht Magnesium. Dazu kommt, dass der Mineralstoff in unseren konventionellen Lebensmitteln aus Monokultur-Landwirtschaft in immer geringeren Dosen vorkommt. Zusätzlich rauben uns Medikamente oder das tägliche Gläschen Bier oder Wein am Abend Magnesium. Folglich fülle ich in meiner Praxis dieses weitverbreitete Defizit bei gestressten Leistungsträgern mit Magnesiuminfusionen auf. Die Anzahl der Kraftwerke in unseren Körperzellen, die Mitochondrien, sind direkt abhängig von unserem Magnesiumspiegel. Ein Beispiel: Befindet sich der Magnesiumspiegel im oberen Normbereich, verfügen wir über circa 1000 Kraftwerke pro Körperzelle. Liegt das Magnesium dagegen an der gerade noch normalen Unterkante, haben wir nur 600 Mitochondrien pro Körperzelle zur Verfügung. Beides ist normal, jedoch mit spürbarem Unterscheid. Darum habe ich persönlich meinen Magnesiumspiegel lieber hochnormal als tiefnormal.

Gute natürliche Magnesiumspender sind Bananen, grünes Blattgemüse, Hülsenfrüchte und Nüsse. Und ganz besonders lecker und magnesiumreich: eine große Papaya, garniert mit Ziegenkäse aus der Salzlake. Das hört sich zunächst seltsam an, schmeckt aber vorzüglich.

Wer zu einem Präparat des Vitalstoffes greifen möchte, dem rate ich zu täglich zwei Mal 300 mg Magnesiumcitrat. Wer viel Sport treibt und stark schwitzt, sollte die Dosis sogar noch erhöhen. Ebenso wer auf das abendliche Glas Rotwein nicht verzichten oder auf einer Geburtstagsparty mal richtig feiern will.

Gegenmittel 5: sich bewegen

Körperliche Aktivität gleicht physiologisch betrachtet die Kampf-/Fluchtreaktion aus. Sie beendet das alte Steinzeit-Programm, das anläuft, wenn wir Stress haben, und hilft so, Stresshormone abzubauen. Außerdem wird durch Bewegung das Neuropeptid Galanin gebildet. Es schützt vor Ängstlichkeit und sorgt für eine sogenannte neuronale Plastizität. Das heißt, das Gehirn bleibt formbar, es kann sich neuronal verändern, ein Tunnelblick wird dadurch vermieden. Entzog man diesen Stoff etwa Ratten, die zuvor dazu gebracht worden waren, sich zu bewegen, waren sie genauso ängstlich wie vor dem Workout, wie das Magazin der University of Georgia berichtet.[35] Daher: Nutzen Sie Bewegung als Antistressmittel.

Mein Rat: Bewegen Sie sich 30 Minuten am Tag, am besten ist regelmäßiger Ausdauersport. Etwa Fahrrad fahren, joggen oder stramm spazieren gehen. Wer dazu Gleichgesinnte braucht, findet zum Beispiel Unterstützung über das Portal www.gut-gelaufen.org. Bewegung hilft nicht nur, Stresshormone abzubauen, sondern lässt uns auch leichter Lösungen finden.

Beim Laufen in der Natur kommt noch der Effekt der geringen äußeren Ablenkung dazu, die sich positiv auf die Psyche auswirkt und uns ruhiger macht. Wie die US-amerikanischen Psychologen Rachel und Stephen Kaplan herausgefunden haben, kostet es Energie, die Aufmerksamkeit zielgerichtet auf bestimmte Reize zu fokussieren und andere störende wie heulende Sirenen, klingelnde Telefone, plaudernde Kollegen auszublenden ... Im Grünen ist weniger willentliche Aufmerksamkeit notwendig. Wir müssen uns in dieser natürlichen Entspannungsoase nicht anstrengen, Bäume oder vorbeiziehende Wolken wahrzunehmen.

Gegenmittel 6: den Geist beobachten

Unser Geist hat einen entscheidenden Einfluss darauf, ob wir überhaupt entspannen können. Wenn wir im sogenannten K-Modus sind, im Konfrontations- und Killermodus, geht das nicht. Daher: Machen Sie sich bewusst, wie Sie gestimmt sind. Das ist wichtig, denn was meine Gedanken bestimmt, das ziehe ich auch in mein Leben, findet der vorn schon zitierte Jens Corssen, und da stimme ich mit dem renommierten Psychologen und Mentaltrainer völlig überein. Aus diesem Grund rät Corssen zu einer gehobenen Gestimmtheit. Diese ist ein Mitteldingzwischen einer positiven Grundstimmung und Verliebtheit. Die positive Grundstimmung definiert Corssen so, dass wir dankbar darüber sind, was wir haben. Und wir uns sagen können: »Wo ich bin, will ich sein.« Damit nämlich würden wir aufhören zu klagen: »Viele Menschen klagen und wissen gar nicht, was sie genau wollen. Sie übernehmen keine Verantwortung für ihr Wollen und Tun. Die Folge: Sie sind verstimmt. Und wenn ich verstimmt bin, kann ich auch keinen Erfolg haben«, erklärt der Experte und rät: »Der erste Schritt raus aus dem Jammertal ist, sich diese Tatsache bewusst zu machen und sich zu sagen: ›Ja, ich bin dabei! Einen Tag mache ich noch! Und wenn ich mich dafür entschieden habe, dann gebe ich auch mein Bestes!‹«[36] Denn dann tue ich das, was ich tue, aus ganzem Herzen – so ein Leitspruch des Dalai-Lama. Das lässt mich gehoben gestimmt sein, und mit dieser Stimmung ziehen wir auch Fülle in unser Leben. Und je mehr ich merke, dass das funktioniert, desto mehr Selbstvertrauen entwickle ich und desto leichter fällt es mir, mich immer wieder selbst zu überwinden und diesen Schritt in Richtung positives Denken zu gehen.

Die Kraft der Gedanken ist immens. Selbst *Der Spiegel* widmete dem Thema 2013 einen Titel: »Der heilende Geist« sowie eine Story.[37] Leider wird diese Kraft in der normalen Medizin fast nicht genutzt, und wenn, dann mit dem falschen Vorzeichen.

Dazu ein Beispiel: Eine junge Frau erhielt nach einer Schulteroperation über sechs Wochen schmerzstillende Medikamente. Parallel dazu verschlechterte sich ihr Blutbild dramatisch. Der behandelnde Arzt sah keinen Zusammenhang, sondern tippte auf Leukämie, was er der Patientin auch sofort unverblümt mitteilte. Ein Termin zur stationären Aufnahme wurde vereinbart und die junge Frau mit dieser Verdachtsdiagnose bis dahin sich selbst überlassen. Sie saß daraufhin nur noch weinend zu Hause, bis ihr Ehemann sie ins Auto packte und zu mir in die Praxis brachte. Ganz schnell stellte ich fest, dass die Blutwerte, nachdem sie die Präparate abgesetzt hatte, eine klare Verbesserung zeigten, und schon folgten den Tränen der Verzweiflung die der Erleichterung.

Ich erzähle Ihnen diesen Fall, da er bei Weitem kein Einzelbeispiel ist. Unbedacht gesprochene Worte können eine verheerende Wirkung besitzen: Angst und negative Gedanken haben eine nachweisbar lähmende Wirkung auf das Immunsystem, die Selbstheilungskräfte werden schachmatt gesetzt.

Hoffnung nehmen heißt Leben nehmen. Denn der Glaube versetzt Berge. Und das in beide Richtungen, nach vorne oder verzweifelnd nach hinten an den Abgrund.

Jedes Wort der Zuversicht wirkt sich heilend auf den Körper aus. Selbst wenn sich einmal eine ungünstige Diagnose bestätigt – dann liegt es am Arzt, nicht über Zahlen, Statistik und Überlebensrate zu sprechen, sondern über Hoffnung, Mut und Zuversicht: Wer nach einer Hiobsbotschaft mit dem Gefühl aus der Praxis geht: »Diese Krankheit werde ich besiegen«, der hat signifikant höhere Chancen! Das gilt für alles im Leben und jede Situation. Es kommt nicht darauf an, wie eine Situation vermeidlich ist, sondern darauf, was man aus ihr macht! Das bedeutet in manchen Fällen auch, dass ich Leid annehme für ein Ziel, das ich verfolge. Das kann zum Teil fünf und sechs Jahre dauern, wie etwa bei Hans-Jörg Aschenwald, von dem der Hygiene- und Umweltmediziner Joachim Mutter in seinem Buch *Gesund statt chronisch krank!* berichtet. Aschenwald war bei der Spezialeinheit Cobra und stürzte bei einem Einsatz aus acht Metern Höhe auf den Asphalt. Die Diagnose: drohende Querschnittslähmung bei multiplen Knochenbrüchen. Mit viel Disziplin und Fokussierung auf ein Ziel hat er es aber geschafft, wieder laufen zu lernen. Heute treibt er wieder Sport und ist nach mehr als fünf Jahren voll einsatzfähig. Natürlich gab es Rückschläge und schwere Tage, aber mit der richtigen Einstellung, und nicht, indem er ständig klagte, habe er es geschafft, wieder mobil zu werden, erklärte er in einem Mentaltraining-Seminar bei der BayWa. Die landwirtschaftliche Genossenschaft ist im Übrigen so von dem umfänglichen Erfolg ihrer seit 2012 eingeführten Mentaltrainings überzeugt, dass sie die Seminare ab nächstem Jahr auf das gesamte Unternehmen und alle Mitarbeiter ausdehnen will.

Viele denken und zweifeln, dreifeln und vierfeln. Sie sind nicht fokussiert, und da geht viel Energie flöten. Wer aber weiß, was er will, der kann sich mental programmieren. Ich nenne das »Servolenkung des Lebens«, wenn man klare Ziele und Visionen hat, die man sich einprogrammiert. Dazu stellen Sie sich im Entspannungszustand visuell vor, was Sie gerne erreichen möchten. Und je farbenfroher, genauer und emotional aufgeladener dieses Bild oder diese kurze filmische Sequenz ist, desto besser! So machen es auch Profisportler. Und wer dann noch täglich danach strebt, das Beste zu geben, und mit einer gehobenen Gestimmtheit dem Leben begegnet, ist bestens gewappnet. Denn in dieser Gestimmtheit sind wir:

- stärker und freundlicher,
- toleranter und entspannter,
- kreativer, innovativer, mutiger und
- wir stehen nach Niederlagen schneller wieder auf.

Daher machen Sie sich jeden Morgen bewusst, wie Sie in den Tag starten wollen, und übernehmen Sie die Verantwortung dafür. Natürlich ist nicht jeder Tag gleich, gut und schön. Aber Sie haben es in der Hand, wie Sie darüber denken. »Und denken Sie an den Quatschi«, rät Corssen. Nicht Sie denken, er denkt. Vor allem wenn es ums Schlechtmachen und Wehklagen geht: »Ich bin hier der Einzige, der arbeitet«, »Ich kann nicht mehr« … Und: Die Körperzellen passen sich an. Wir geraten in Stress, wenn wir mal nicht klagen. Das ist dann wie ein Entzug, das muss man vorher wissen und auch, dass es hinterher besser wird. So ähnlich erfolgt auf der körperlichen Ebene der Umbau, wenn man keine oder weniger Kohlenhydrate isst. Auch da hat man erst so etwas wie Entzugserscheinungen, bis wir auf einem neuen, besseren Niveau verstoffwechseln. Und dadurch fitter und vitaler sind. So ist das auch mit dem neuen, heilsamen Denken.

Gegenmittel 7: Entspannungsübungen, Meditation und Achtsamkeit

Bei den Entspannungsübungen gibt es eine ganze Reihe von Möglichkeiten von autogenem Training über Yoga, Pilates bis hin zu Meditation. In diesem Zusammenhang hat die Nationale Gesundheitsbehörde der USA (NIH) unlängst 50 große klinische Studien in Auftrag gegeben. Sie sollen den Beweis darüber führen, wie sich Mindfulness Based Stress Reduction (MBSR) auf Angststörungen, krebsauslösende Papilloma-Viren oder Erschöpfungszustände auswirkt. Als größten Alltagsstressor hat der Erfinder der MBSR, der Molekularbiologe Jon Kabat-Zinn, nämlich die zunehmende Aufsplitterung unserer Aufmerksamkeit ausgemacht: durch Multitasking, permanente Erreichbarkeit oder die ständige Ablenkung durch die sozialen Medien.

Kabat-Zinn sieht darin die Gefahr der stetigen Entfremdung des Bewusstseins vom Körper, was zu gesundheitlichen Beeinträchtigungen führt. Weil wir die Warnsignale unseres Körpers nicht mehr spüren und weil Multitasking dazu beiträgt, die Cortisolwerte des Stresssystems dauerhaft zu erhöhen. Sich gegen die Ablenkung zu wappnen, können wir, indem wir eine Uhr tragen, statt aufs Handy zu sehen, um dabei zu bemerken, dass auf WhatsApp, auf Facebook und im E-Mail-Fach Nachrichten liegen, oder indem wir das Handy nicht neben das Bett legen und uns gleich beim Aufwachen wieder mit Zukünftigem beschäftigen. Das sei ein erster Schritt, um wieder bewusster und achtsamer zu werden, meint Kabat-Zinn im Magazin *Happinez*.[38]

Achtsamkeit ist eine Fähigkeit, die man nicht lernen muss. Möchte man seine Achtsamkeit schulen, geht es eher um ein Aktivieren als um ein komplettes »Neu-Erlernen«. Achtsamkeit ist nichts anderes, als sich mit allen Sinnen – mit Hören,

Fühlen, Riechen, Sehen und Schmecken – in gerade diesem Moment selbst wahrzunehmen.

Ein Tipp: Die leichteste Achtsamkeits- und Entspannungsübung geht über das Hören. Immer wenn Sie sehr gestresst sind, konzentrieren Sie sich ganz bewusst auf das Hören und benennen Sie, was Sie hören. Und ganz schnell sind Sie nicht mehr in Gedankenschleifen verstrickt, sondern anwesend im Hier und Jetzt.

Noch intensiver und nachhaltiger ist Meditieren. Das Verfahren wirkt wie eine Beruhigungstablette, nur ohne Nebenwirkungen. Und hat entsprechend positive Auswirkungen auf den gesamten Organismus. »Dadurch, dass die elektrische Hirntätigkeit sich in eine Art Ruhe-Zustand verlagert, Pulsfrequenz, Sauerstoffverbrauch und Blutdruck sinken, werden die Rezeptoren unempfindlicher für Stresshormone, was dazu führt, dass der Mensch gelassener wird. Zusätzlich setzt der Körper Endorphine frei, die das Schmerzempfinden herabsetzen«, erklärt Gustav Dobos, Leiter der Klinik für Naturheilkunde und Integrative Medizin der Kliniken Essen-Mitte gegenüber dem *Focus*.[39] Dobos war der erste deutsche Mediziner, der die in den USA bereits wesentlich stärker verbreitete Mind-Body-Medizin einsetzte. Diese versucht mit Entspannungstechniken wie Meditation, aber auch mit Sport und gesunder Ernährung schädliche Stressfaktoren auszuschalten und die Selbstheilungskräfte von Patienten zu aktivieren.

Dass ein achtwöchiger Meditationskurs Funktionen in bestimmten Hirnarealen ebenso wie das Immunsystem anregt, bewies der US-amerikanische Psychologe Richard Davidson von der Universität von Wisconsin erstmals Anfang 2003. Einmal die Woche meditierten von 41 Studienteilnehmern 25 Probanden in der Gruppe und versenkten sich zu Hause täglich eine Stunde im Lotossitz. Nach dem Kurs erhielten sie ebenso wie eine Kontrollgruppe eine Grippeimpfung. Das Ergebnis: Die Meditierenden hatten eine um 50 Prozent erhöhte elektrische Aktivität im linken präfrontalen Cortex, einem kleinen Teil der Hirnrinde, der im Zusammenhang mit positiven Gefühlen steht. Des Weiteren konnte Davidson bei Kontrollmessungen vier und acht Wochen später eine 5 bis 25 Prozent höhere Zahl an Grippe-Antikörpern im Blut erkennen.[40]

Zu einem ähnlichen Ergebnis kam eine US-Studie, die fünf Jahre lang die Kassenleistungen von 2000 Meditierenden mit dem Durchschnitt aller 600 000 Versicherten verglich. Bei den Meditierenden fielen die Krankenhauseinlieferungen im Schnitt um 56 Prozent geringer aus. Zusätzlich waren deutlich geringere Einweisungen bei den 20 häufigsten Erkrankungen feststellbar – zum Beispiel ein Rückgang um 55 Prozent bei Krebs, um 87 Prozent bei Nervenerkrankungen, um 73 Prozent bei Hals-, Nasen- und Lungenbeschwerden und um 87 Prozent bei Herz-Kreislauf-Problemen.[41]

Ist Meditieren wie Zähneputzen ins Leben integriert, hat das einen umfangreichen Effekt auf die Gesundheit. Was nicht heißt, dass gelegentliches Meditieren nicht auch gut wäre. Jede Sitzung entspannt und schüttet Glückshormone aus. So funktioniert es:

Meditieren – eine Anleitung

1. **Ruhiger Ort.** Suchen Sie sich einen Platz, an dem Sie 30 Minuten ungestört sind. Günstig ist es, gleich morgens vor dem Frühstück zu meditieren, weil der Tag so viel fokussierter beginnt.
2. **Sitzen.** Der klassische Sitz ist der Lotossitz mit gekreuzten Beinen. Sie können aber auch auf einem Sessel oder Stuhl sitzen. Evtl. vorher Gürtelschnalle lockern und Schuhe ausziehen.

3. **Hände falten.** Die Hände vor den Bauch nehmen, sodass sich die Fingerspitzen berühren. Die Finger bilden von oben betrachtet ein Dreieck.
4. **Abschalten.** Um schneller abschalten zu können, schließen Sie die Augen bis zu einem Spaltbreit, und konzentrieren Sie sich auf Ihre Atmung. Hilfreich ist, zusammen mit dem Ein- und Ausatmen ein Mantra aufzusagen. Beliebte Mantras sind »Stille«, »Licht« oder »ein, aus«.
5. **Gedanken zulassen.** Lassen Sie es, ohne sich dagegen zu wehren, geschehen, dass Ihnen Gedanken durch den Kopf gehen oder Sie Spannungen in Ihrem Körper spüren. Das ist normal. Gedanken kommen und gehen, wir halten aber keinen Gedanken fest. Stattdessen konzentrieren wir uns immer wieder aufs Neue auf die Atmung und murmeln leise innerlich das Mantra vor uns hin. Sinn und Zweck der Übung ist es, sich vom eigenen inneren Dialog – der oft negativ geprägt ist – abzulenken und ganz im Hier und Jetzt zu bleiben.
6. **Zusich kommen.** Beenden Sie die Meditation nicht abrupt. Lassen Sie sich ein, zwei Minuten Zeit, in den Alltag zurückzukehren.

Übrigens, das kann ich aus meiner eigenen Praxis sagen: Ich schaffe es nicht jedes Mal, alle meine störenden Gedanken abzuschütteln. Das ist normal und heißt nicht, dass Meditieren dann nichts bringt. Auch dann hilft die Technik, zur Ruhe zu kommen.

9. UNSER TÄGLICHES GIFT GIB UNS HEUTE …

Schwermetalle, Weichmacher, Pestizide, Nitrate & Co – Schad- und Giftstoffe wirken sich wie Stress oftmals schleichend negativ auf unseren Organismus aus. Wie wir damit umgehen und wie Sie sich davor schützen, erfahren Sie hier.

Was ist Gift?

Bei der Vermeidung von Umweltgiften ist wieder einmal viel Eigenverantwortung gefragt. Vonseiten der Politik stehen nämlich wirtschaftliche Interessen grundsätzlich über Volksinteressen. Hierzu gibt es leider viele Beispiele aus unterschiedlichen Bereichen: Die Bankenrettung galt bei uns, entgegen vieler Expertenmeinungen, als alternativlos. Die Experten sagten Nein, die Regierung sagte Ja. In Island hat die Regierung nicht die Banken gerettet, sondern die Bevölkerung entlastet. Das hat bis heute wunderbar funktioniert. In der Gesundheitspolitik scheitern wichtige und sinnvolle Reformen am Widerstand der Pharmaindustrie. Auf YouTube können Sie sich ein Interview mit Horst Seehofer ansehen (Horst Seehofer über Lobbyismus), wo er als ehemaliger Bundesgesundheitsminister genau das erklärt.[42] An anderer Stelle sagt er: »Diejenigen, die entscheiden, sind nicht gewählt. Diejenigen, die gewählt werden, haben nichts zu entscheiden.«[43] Wie gesagt: Wirtschaftliche Interessen stehen immer vor Volksinteressen. Ein weiteres markantes Beispiel sind die genmanipulierten Produkte, die über Weltkonzerne wie Monsanto auch auf den heimischen Markt drängen. Genmais wird beispielsweise nicht genmanipuliert, damit er von sich aus resistenter gegen Schädlinge ist. Mitnichten. Die Genmanipulation zielt darauf ab, dass die Pflanzen ein Vielfaches mehr an Herbiziden und Pestiziden verkraften, ohne selbst daran zugrunde zu gehen. Darum kooperiert Monsanto auch so gerne mit Chemieriesen wie BASF und Bayer, die sich über den verstärkten Absatz ihrer Produkte wie Roundup (Glyphosat) freuen. Die Pflanzen werden durch die Genmanipulation »Roundup-Ready« gemacht, so der Fachausdruck. WHO-Gesundheitsexperten stufen das Pestizid als wahrscheinlich krebserregend ein.

Überall, wo diese Gifte flächendeckend versprüht werden, wächst nichts mehr außer den genmanipulierten Pflanzen und hinterlässt verbrannte Erde. 2009 hat ein französisches Gericht Monsanto wegen der Lüge verurteilt, Roundup wäre umweltverträglich und biologisch abbaubar. Bereits heute lässt sich bei 70 Prozent der Bevölkerung eine Glyphosat-Belastung nachweisen. Schließlich ist Roundup bereits jetzt das am meisten verbrauchte Herbizid, das sich bei den konventionell arbeitenden Bauern und sogar in jeder heimischen Schrebergarten-Siedlung finden lässt. Personen, die sich hauptsächlich von industriell bzw. konventionell hergestellten Produkten ernähren, sind besonders mit Glyphosat belastet. So zeigte eine Untersuchung der Zeitschrift *Ökotest:* 14 von 20 untersuchten Produkten (Mehl, Brötchen, Getreideflocken) enthielten Glyphosat.[44]

Das wird sich noch enorm steigern, wenn Monsanto auch bei uns das Saatgut verkaufen darf und die Chemiefirmen willig die Gifte dazu liefern. Das ist leider nur noch eine Frage der Zeit, bis diese unheilvolle Allianz den ohnehin schon schwachen Widerstand hierzulande gebrochen hat. Von den heute bereits erzielten Milliardengewinnen werden unzählige Lobbyisten ins Rennen geschickt, um deren wirtschaftliche Interessen durchzusetzen. Im Berliner Bundesamt für Risikobewertung (BfR) sitzen bereits Vertreter der Chemieriesen BASF und Bayer in der »Expertenkommission«. Die haben da überhaupt nichts verloren. Diese »Experten« sind befangen und dürften nicht mit einem angeblich unabhängigen Institut zusammenarbeiten, das von Steuergeldern finanziert wird. Da wird doch der Bock unter Umgehung des Gärtners gleich zum Landwirtschaftsminister gemacht! Wen wundert es da, dass das Bundesinstitut für Risikobewertung (BfR) Glyphosat als »weitgehend unbedenklich« einstuft.

Länder, die bereits dem Diktat der Wirtschaft erlegen sind, bereuen das zutiefst. Argentinien liefert hier ein sehr trauriges Beispiel. Dramatisch mehr embryonale Fehlbildungen bei Mensch und Tier wurden seit dem Einsatz des Giftstoffes registriert. Mittel- und langfristig lassen sich steigende Krankheitszahlen und Krebsfälle erwarten.

Aus diesem Grund sollten wir beim Wort »Gift« nicht nur an das denken, was uns dazu zuerst einfällt. Denn viele denken da zunächst einmal an Spinnen, Skorpione, Quallen oder giftige Pilze. Vielleicht noch an Arsen, Zyankali oder Polonium. All diesen Stoffen und Gifttieren ist gemeinsam, dass sie sehr giftig sind, uns aber im Alltag so gut wie nicht begegnen. Wohingegen es in unserer Umgebung und auch in unserer Nahrung Schadstoffe gibt, von denen eine weit stärkere Bedrohung ausgeht als etwa von einem Spinnenbiss.

Grundsätzlich einmal ist ein Gift ein Stoff, der durch Berührung, Einatmen oder über die Nahrung in unseren Körper gelangt. Die Toxikologie unterscheidet zwei Arten von Vergiftungen: die chronische, über einen längeren Zeitraum andauernde, meist unbemerkte Vergiftung und die akute Vergiftung. Sie kann durch Pflanzen- und Insektenvernichtungsmittel, Medikamente, Reinigungsmittel, Chemikalien sowie Auto- und Fabrikabgase ausgelöst werden. Etwa durch toxische Schwermetalle wie Blei, Quecksilber oder Arsen, die sich auch im Grundwasser, in Seen und im Meer finden – ebenso wie in Weichmachern in Plastikartikeln.

Plastikmüll

Wussten Sie, dass in unseren Ozeanen sechsmal mehr Plastik als Plankton treibt? Die alten Flaschen, Tüten oder das Spielzeug etc. bilden einen gigantischen Strudel. Im größten dieser Plastikstrudel, dem »Great Pacific Garbage Patch«, sollen drei Millionen Tonnen Plastik zwischen Amerika und Asien treiben.

Vögel, Fische und andere Meeresbewohner denken, die Plastikteilchen wären Nahrung, schlucken sie und verhungern oftmals mit einem Magen voll mit Plastik. Außerdem werden in ihrem Fleisch, ebenso wie im Blut und im Urin der meisten Menschen – bis hin zu Amazonas-Indianern und den Inuit – giftige Substanzen gefunden, die als sogenannte Weichmacher mit der Herstellung der Plastikartikel zusammenhängen. Diese krank machenden Weichmacher beeinflussen das Hormonsystem und können Krebs, Allergien, ADS oder Demenz verursachen und zu Unfruchtbarkeit führen. Daher: Vermeiden Sie Plastikverpackungen, auch bei Wasserflaschen, selbst wenn diese leichter zu transportieren sind als Glasflaschen.

Zur Gruppe der Schwermetalle gehören neben Blei auch Quecksilber und Arsen, Kupfer, Mangan, Zinn, Chrom oder Cadmium.

Biologische Eigenschaften und Umweltauswirkungen

Metall	essenziell		toxisch	
	Pflanzen	Tiere	Pflanzen	Tiere
Blei			x	x
Cadmium			x	x
Chrom		x	x	x
Kobalt		x		
Kupfer	x	x	x	x
Mangan	x	x	x	
Molybdän	x	x		x
Nickel		x	x	
Quecksilber			x	x
Selen		x		x
Zink	x	x	x	x
Zinn		x		

Von Natur aus kommen Schwermetalle und ihre Verbindungen in der Biosphäre nur in Spuren vor. Manche von ihnen sind in kleinen Mengen lebenswichtig für Pflanzen, Tiere und den Menschen, sie werden dann als essenzielle Schwermetalle oder Spurenelemente bezeichnet. Dazu gehören Chrom, Kobalt, Eisen, Kupfer, Mangan, Molybdän, Nickel, Vanadium, Zink und Zinn. Viele Schwermetalle, auch die essenziellen, können bereits in leichter Überkonzentration für unseren Organismus gesundheitsschädlich oder giftig sein. Im Allgemeinen steigt die Gefährlichkeit der Verbindungen mit ihrer Wasser- und Fettlöslichkeit. Die Stoffe werden meist über die Nahrungskette aufgenommen und gelangen so in unseren Körper.

Sie begegnen uns, wie eben schon angesprochen, in Abgasen und in Gewässern. Kupfer und Blei etwa – um die wichtigsten exemplarisch herauszugreifen – können auch in Trinkwasserleitungen vorkommen. Es wird angenommen, dass ein erhöhter Kupferspiegel im Körper Schizophrenie, Bluthochdruck, Stottern, Müdigkeit, Schmerzen, Autismus oder Depressionen auslösen kann. Blei kommt außerdem in Farbpigmenten, in Kunststoffen, im Zigarettenrauch, in alten Wasserleitungen, in Abgasen und im Straßenstaub vor. Es lagert sich besonders in unseren Knochen und im Nervengewebe ab und kann bei einer erhöhten Konzentration zu Krebs-, Gehirn- oder Knochenerkrankungen führen.

Quecksilber gelangt durch industrielle Fertigung und Kohleverbrennung in die Luft, in Gewässer und in den Boden. Quecksilber erhöht das Risiko für Herzkrankheiten und ist mitverantwortlich für Seh- und Hörstörungen, Nervenkrankheiten wie Alzheimer, multiple Sklerose, Gedächtnisstörungen und Depressionen. Besonders toxisch sind vor allem organische Quecksilberverbindungen, wenn sie mit der Nahrung aufgenommen werden. Vergiftungen durch organische Quecksilberverbindungen wurden weltweit Mitte der 1950er-Jahre durch die Berichterstattung über die Minamata-Krankheit bekannt. Ausgelöst durch giftige Abwässer, starben an der chronischen Quecksilbervergiftung im Laufe der Jahre 3000 Menschen, weitere 17000 trugen dauerhafte Beeinträchtigungen davon.

Quecksilber wird als das giftigste nicht radioaktive Element angesehen – noch weit vor Blei, Kupfer, Fluor oder Arsen. Es findet sich in Desinfektionsmitteln und in Zahnfüllungen; nach circa zehn Jahren ist nur noch die Hälfte des ursprünglich vorhandenen Quecksilbers in den Plomben gebunden, weil es durch süße Getränke, zuckerhaltige Nahrung, fluoridhaltige Zahncreme etc. herausgelöst wird. Zusätzlich tritt das Schwermetall in Batterien auf, und es wird zum Beizen von Saatgut und zum Haltbarmachen von Impfstoffen verwendet. Außerdem ist es in Fischen zu finden, ebenso wie in Pilzen.

Wie wirkt Quecksilber?

Quecksilber blockiert bestimmte Enzyme. Essenzielle Spurenelemente wie Selen und Zink werden von den Bindungsstellen in den Enzymen verdrängt. Es kommt zu einem Spurenelementmangel. Quecksilber hemmt auch den Transport von Calcium im Körper in die Zellen. Dadurch wird deren Funktion eingeschränkt. Die Folge: Innerhalb der Zellen ist Calcium an der Erregung von Muskeln und Nerven beteiligt, am Glykogen-Stoffwechsel, der Zellteilung sowie an der Aktivierung einiger Enzyme und Hormone.

Außerdem erhöht das Schwermetall den oxidativen Stress im Körper. Oxidativer Stress wird als die Hauptursache für fast alle Krankheiten, bis hin zu Krebs, angesehen. Er geht einher mit den sogenannten freien Radikalen. Diese besonders reaktionsfreudigen Sauerstoffmoleküle können die Zellstrukturen, Eiweiße und die Erbinformation schädigen.

Doch sind wir den hoch reaktiven Molekülen gegenüber nicht schutzlos ausgeliefert: Unser Körper bildet ständig ein gewisses Maß an Antioxidanzien, auch »Radikalfänger« genannt, weil sie die aggressiven Moleküle unschädlich machen. Freie Radikale können ungehindert von Molekül zu Molekül wandern und dabei eine Spur der Verwüstung hinterlassen. Die Kettenreaktion wird erst dann unterbrochen, wenn das freie Radikal auf ein Antioxidans trifft. Da Antioxidanzien wie Vitamine oder manche Mineralien reduzierende Substanzen sind, können sie die Wirkung der Aggressoren neutralisieren und sie so unschädlich machen. Das Gleichgewicht zwischen freien Radikalen und Antioxidantien entscheidet mit darüber, wie unsere Zellen altern.

Übrigens: Freie Radikale werden durch keine andere Substanz besser abgefangen und entschärft als durch Glutathion. Zusätzlich unterstützt dieses Antioxidans die Wirkung der Telomerase – eines Enzyms, das die Lebensdauer der Schutzkappen unserer Chromosomen (Telomere) und dadurch die gesamte Lebensdauer der Zellen verlängert. Je nachdem, wie viel oder wie wenig sich von dieser Substanz in unserem Körper befindet, leben die Zellen bis zu 60 Prozent kürzer oder länger. Glutathion wird vor allem aus drei Aminosäuren gebildet – aus Glutaminsäure, Cystein und Glycin. Prinzipiell kann aber in jeder Körperzelle Glutathion produziert werden. Natürlich nur, wenn ausreichend Grund-Eiweißstoffe vorhanden sind.

Wie bemerkt man eine Vergiftung?

Bei akuten Vergiftungen (etwa wenn Dämpfe beim Zerbrechen eines Thermometers oder einer Energiesparlampe eingeatmet wurden) treten zum Beispiel Magen- und Darmkoliken auf, Schleimhautverätzungen, Leber- und Nierenschäden bis hin zum Nierenversagen. Bei Kindern können Anreicherungen im Gehirn, etwa durch Quecksilber in Impfstoffen, zu geistigen Störungen und Entwicklungshemmungen führen. Meist sind Quecksilbervergiftungen allerdings chronisch und treten oft erst nach 15 Jahren in Form folgender Symptome auf:

- Kopfschmerzen
- Erkältungen

- Schmerzen und Krämpfe im Kiefer
- starke Müdigkeit
- Schmerzen in Händen und Füßen
- metallischer Geschmack im Mund
- Zittern der Hände
- verminderte Muskelkraft
- geringe Anstrengung verursacht starken Herzschlag
- eine generell höhere Anfälligkeit für Krankheiten

Ab wann ist Quecksilber schädlich?

Laut Europäischer Umweltagentur (EUA) liegt der Grenzwert der Quecksilberkonzentration im Blut bei 5,8 ng/ml. Menschen in belasteter Umgebung wiesen aber häufig einen Wert von bis zu 10 ng/ml auf. Zudem zeigte eine Studie einer internationalen Gruppe von Wissenschaftlern, dass Personen, die regelmäßig Fisch aßen, bereits dadurch einen Wert von 5,6 ng/ml erreichten.[45] Besonders Raubfische aus dem Mittelmeer sind belastet. Darum sollten Sie Fische aus dem Nordmeer bevorzugen, selbst wenn sie nur eingefroren zu uns gelangen. Natürlich esse ich auch frischen Fisch, wenn ich irgendwo am Mittelmeer sitze und dabei aufs Meer blicke. Denn: Die Dosis macht das Gift, und schließlich gibt es ja auch potente Entgiftungsmöglichkeiten, etwa mit Selen.

Wie lässt sich Quecksilber vermeiden?

Stark belastet sind Seefische aus küstennahen Gewässern und Süßwasserfische aus Flussmündungen. Außerdem fette Fische, wie beispielsweise Heilbutt, Aal und Thunfisch. Bedenklich sind laut Bundesinstitut für gesundheitlichen Verbraucherschutz und Veterinärmedizin (BgVV) auch Hecht, Rotbarsch, Schwertfisch und Bonito. In diesen Arten reichern sich aufgrund der hohen Lebenszeit der Fische, ihrer Größe oder ihrer räuberischen Lebensweise Schwermetalle besonders hoch an. Die Schadstoff-Höchstmengenverordnung trägt dem Rechnung, indem sie für diese Arten eine Höchstmenge von 1 mg Quecksilber pro 1 kg Fisch zulässt. Bei weniger belasteten Fischarten wie dem Seelachs liegt dieser Wert dagegen bei 0,5 mg/kg. In Fischen kommt Quecksilber zum Teil als besonders toxisches Methylquecksilber vor, das die Plazenta leicht passieren und möglicherweise zu Entwicklungsschäden beim Embryo führen kann. Daher rät das BgVV Schwangeren und Stillenden, auf diese Fische zu verzichten. Grundsätzlich hat die Belastung von Seefisch in den vergangenen 25 Jahren um das Drei- bis Fünffache zugenommen. Daher: Nicht zu häufig genießen. Das gilt auch für Wildpilze, mehr als etwa 200 bis 250 Gramm Wildpilze pro Woche sind nicht empfehlenswert – auch wegen der Strahlenbelastung. Zuchtpilze enthalten weder Schwermetalle noch radioaktive Substanzen. Sie sind eine gute Alternative, wenngleich selbst gesammelte Steinpilze und Pfifferlinge zur Pilzsaison im August/September eine wahre Delikatesse sind.

Amalgamfüllungen sollten Sie vom Zahnarzt entfernen und gegen Gold- oder Keramikfüllungen ersetzen lassen. Bei Impfstoffen sollten Sie sich informieren, ob und in welcher Dosis der quecksilberhaltige Konservierungsstoff Thiomersal verwendet wurde (mehr dazu ab Seite 171).

Übrigens: Das Spurenelement Selen hilft dem Körper auf natürliche Weise, Giftsubstanzen wie Quecksilber, Blei oder Cadmium auszuscheiden. Daher senkt ein hoher Selenspiegel – das ist wissenschaftlich eindeutig erwiesen – das Risiko, an Krebs zu erkranken.

»Allein die Menge macht das Gift«

Gifte werden in die Kategorien *sehr giftig, giftig* und *gesundheitsschädlich* eingestuft. Die Einstufung ist abhängig von der Wirkmenge des jeweiligen Stoffes. Es erstaunt daher nicht, dass sich das Wort »Gift« vom Wort »Gabe« ableitet, was etwas Positives bedeutet, nämlich eine Schenkung, ein Geschenk. Allerdings ist das weit entfernt von der Bedeutung, wie wir »Gift« heute kennen (wenn wir nicht in England oder den USA leben, wo die Ursprungsbedeutung »gift« heute noch Geschenk heißt). Wie kam es zu diesem Wandel?

Beeinflusst wurde die Bedeutung durch das griechisch-spätlateinische Wort *dosis*. Dieser Begriff bedeutete ebenfalls »Gabe«, aber auch »bestimmte Menge Arznei«. Das Wort wurde aber schon damals für Gift verwendet. So nahm über die Jahre das Wort »Gift« eine negative Bedeutung an.

Wie schon erwähnt, kann jeder Stoff giftig sein: »Allein die Menge macht das Gift«, brachte es bereits im Mittelalter der Arzt Paracelsus auf den Punkt. Welche Menge man von einem Stoff verträgt, ist abhängig vom Alter, Lebensstil, Gewicht, Geschlecht und von der Veranlagung. Wichtig ist zu verstehen, dass fast jeder Wirkstoff ab einer bestimmten Dosis dem Körper schaden kann. Dies gilt daher auch für Vitamine, Nährstoffe und andere lebensnotwendige Stoffe wie Wasser. Daher stellt sich automatisch die Frage:

Können Vitalstoffe in einer Überdosis schaden?

Steigern wir die Menge eines Wirkstoffes, erhöhen wir automatisch auch die Wahrscheinlichkeit einer Vergiftung. Das gilt sogar für so einfache und lebensnotwendige Substanzen wie Wasser. Trinken wir zu viel Wasser, kommt es zu einer Hyperhydration. Für gesunde Menschen ist eine große Menge an Wasser meist ungefährlich. Für Kranke muss dies aber nicht zutreffen, hier kann es zu Schwindel, Übelkeit, Erbrechen und in Extremfällen zu Organschäden führen. Die Grenze liegt bei sieben Litern am Tag. Überschreitet man diese Grenze, kann das eine Wasservergiftung zur Folge haben.

Es gilt immer: Die Menge macht den Unterschied. Halten wir uns nochmals den Gesundheitscode vor Augen. Er besagt, dass man der eigenen Gesundheit auf die Sprünge helfen kann, indem man die knappste Ressource im Körper auffüllt und so eine Balance im Stoffhaushalt wiederherstellt. Auf diese Weise kann man Erkrankungen vorbeugen und Wohlgefühl im Körper zurückgewinnen. Schäden durch Überdosierung sind extrem selten. In den USA werden weit mehr Nahrungsergänzungsmittel eingenommen als bei uns. Die *American Association of Poison Control* kontrolliert sämtliche Todesfälle, die durch potenziell giftige Substanzen verursacht wurden. Im Jahre 2003 waren es drei Todesfälle, die auf Nahrungsergänzungen zurückzuführen waren – zwei davon wurden durch Überdosierungen von Eisen verursacht.[46] In Anbetracht der Millionen Dosen von Vitaminen und Mineralstoffen, die eingenommen werden, sind diese Nahrungsergänzungen also sicherer als jedes Medikament. Außer beim Vitamin A, welches nicht ohne Überwachung eingenommen werden sollte, kann man Vitamine so gut wie nicht überdosieren. Das gilt auch entgegen der landläufigen Meinung für die fettlöslichen Vitamine E und D. Für Vitamin D wird zwar eine toxische Obergrenze diskutiert, ich persönlich glaube aber nicht daran. Wenn Sie einmal Italiener im Urlaub sehen, wie intensiv diese an ihrer Bräune arbeiten, dann müssten nach vier Wochen Thailand alle eine Vitamin-D-Überdosierung haben.

Doch kommen wir zurück zu den Schadstoffen, da möchte ich Sie noch auf ein paar weitere aufmerksam machen.

Pestizide oder warum Bio besser ist

Bei Pestiziden werden aufgrund der Monokultur in unserer Landwirtschaft viel zu oft bei Obst und Gemüse die Grenzwerte überschritten, ich sprach auch bereits über Glyphosat. Grundsätzlich können die Auswirkungen einer Vergiftung ganz unterschiedlich sein – von Hauterkrankungen über Krebs bis hin zu Erbgutschäden ist alles möglich. Pestizide werden weltweit zu den giftigsten Umweltschadstoffen gezählt. Ein weiteres Problem in diesem Zusammenhang ist genmanipulierter Mais. Der US-Agrarriese Monsanto versucht derzeit, genmanipulierten Mais in Europa salonfähig zu machen – unter großen Protesten der Bevölkerung, aber mit dem Wohlwollen der europäischen Regierungen. Der Vorteil von genmanipuliertem Mais sind angeblich bestimmte Insektizide, welche die Pflanze selbst erzeugt. Zudem verträgt die Gen-Pflanze beliebige Mengen an Unkrautvernichtungsmitteln, deren giftige Rückstände heute schon in unserem Urin nachweisbar sind. Argentinien und Ungarn sind bereits den Verlockungen der Gentechnik erlegen und haben Gen-Mais zugelassen. Die Folge: Die Krebsrate hat sich in den Regionen, in denen der Mais und die damit verwendeten hoch dosierten Pestizide zugelassen wurden, vervierzigfacht. Es kam zu schwersten Krankheiten und Missbildungen unter der Bevölkerung, die rund um die betroffenen Felder lebte. Ungarn zerstörte daraufhin alle genmanipulierten Felder und jagte Monsanto aus dem Land. Das argentinische Bundesgericht stoppte den Anbau und drehte die Beweislast um. Monsanto müsse beweisen, dass diese Produkte unschädlich seien – was bis heute nicht gelungen ist.

Mein Tipp: Bioprodukte. Sie schmecken nicht nur besser, sondern sind auch sehr viel gesünder. Ein brasilianisches Forscherteam etwa fand heraus, dass sich unter natürlichen Bedingungen aufwachsende Tomatenpflanzen besser gegen oxidativen Stress, gegen Pilze, Parasiten und Infektionen wappnen können als Tomaten, die unter »idealen« monokulturellen Voraussetzungen gezogen werden. Die Bio-Tomaten waren zwar um 40 Prozent leichter als die konventionell angebauten, doch enthielten sie 57 Prozent mehr Vitamin C und Bioflavonoide. Ebendiese Inhaltsstoffe schützen die Pflanze vor Schadstoffen und Parasiten und versorgen uns mit höheren Dosen an Vitalstoffen. Milder und moderater Stress steigert nicht nur beim Menschen die Leistungsfähigkeit, auch bei Pflanzen steigert er die Qualität und die Zusammensetzung der Frucht, sie wird dadurch resilienter, reifer und schmeckt besser. Zu bemerken ist, dass bei diesem brasilianischen Test Bio-Tomaten mit unter der brasilianischen Sonne gereiften und im Freiland konventionell angebauten Tomaten verglichen wurden. Wie, frage ich Sie, wäre der Vergleich wohl ausgefallen, wenn man die bei uns häufig angebotenen Treibhaustomaten untersucht hätte? Diese bekanntermaßen seltsame Art, Wasser schnittfest zu machen?

Bio auf der Haut

In Bekleidung finden sich nicht nur Pestizide und Herbizide, sondern auch Azofarbstoffe, Kupfer, Blei und andere Schwermetalle sowie leicht waschbare, aber giftige Ausrüstchemikalien. Aus diesem Grund empfehle ich neue Kleidungsstücke vor dem Tragen mindestens einmal zu waschen und auf Bio-Siegel zu achten. Vor allem bei Unterwäsche. Bio-Bekleidung hat den Mief vergangener Jahre längst abgelegt und findet sich nicht nur in Casual Wear, sondern auch in modischen Jeans und in trendigen Sneakern.

Diese beiden Siegel helfen bei der Orientierung:

1. GOTS-Siegel. GOTS ist die Abkürzung für Global Organic Textile Standard. Das Siegel hat die größte Verbreitung: Mehr als 2700 Unternehmen bieten ihre Kollektion oder zumindest Teile davon mit diesem Qualitätskriterium an. Wer es erhält, muss nachweisen, dass das Kleidungsstück zu 90 Prozent aus Naturfasern besteht. Ausgenommen sind Sportartikel: Bis zu 25 Prozent synthetische Fasern dürfen in diese eingearbeitet sein. Zusätzlich sind die meisten schädlichen Chemikalien verboten. Beim Färben darf Kupfer verwendet werden, auch die Veredelung mit Natronlauge zur Erhöhung des Glanzes ist bei Baumwollgewebe erlaubt. Ebenso wie optische Aufheller. Bei Accessoires dürfen Einlagen, Stickgarne und Bänder auch aus Nicht-Naturfasern gefertigt oder Knöpfe aus Kunststoff verarbeitet sein.

2. IVN-Best-Siegel (Interessenverband Naturtextil). Das Siegel ist strenger, aber nicht so verbreitet und bescheinigt Textilien, dass sie zu 100 Prozent aus biologisch hergestellten Naturfasern bestehen, die aus kontrolliert biologischem Anbau oder kontrolliert biologischer Tierhaltung stammen. Synthetische Fasern wie Elasthan, Polyacryl oder Viskose dürfen nur zu höchstens 5 Prozent beigemischt sein oder in Ausnahmefällen bei elastischen Stoffen eingesetzt werden, etwa bei Bündchen oder Spitze. Bei der Herstellung und Verarbeitung wird bei Chemikalien sehr restriktiv vorgegangen. Gefahrenstoffe, die krebserregend, Erbgut schädigend, die Fortpflanzungsfähigkeit beeinträchtigend wirken oder Kinder bereits im Mutterleib schädigen können, sind ausgeschlossen. Zusätzlich darf die Verpackung kein PVC enthalten, die Transportmittel und -wege müssen dokumentiert werden.

Nitrat, Nitrit, Nitrosamine

Nitrat ist ein Pflanzennährstoff. Er kommt im Boden vor, wird aber auch in Form von Kaliumnitrat als Düngemittelbestandteil auf die Felder ausgebracht. Um Eiweiß aufzubauen und für ein optimales Pflanzenwachstum benötigen die Pflanzen den Stickstoff des Nitrats. Über die Wurzeln der Pflanze wird Nitrat mit Wasser aufgenommen, in der Pflanze verteilt, umgewandelt und teilweise gespeichert. Deshalb nimmt der Mensch Nitrat hauptsächlich über den Verzehr von Frischgemüse auf, aber auch über das Trinkwasser, Getreide und Obst. Bestimmten Fleisch-, Käse- und Fischprodukten darf Natriumnitrat- und Kaliumnitrat-Nitritpökelsalz als Konservierungsstoff zugesetzt werden.

Aus Nitrit können aber die krebserregenden Nitrosamine entstehen. Das passiert bei starkem Erhitzen von gepökelten Produkten oder beim Trocknen und Heißräuchern.

Nitratreich sind Blatt- und Wurzelgemüse wie Spinat, Rettich, Rote Bete, Kopfsalat, Feldsalat und Rucola. Wenig Nitrat enthalten Tomaten, Gurken, Paprika, Erbsen, Bohnen und Zwiebeln, vor allem wenn sie aus biologischem Anbau stammen. Um den krebserregenden Stoff zu vermeiden, kaufen Sie daher Gemüse der Saison, Freilandgemüse oder Bio-Gemüse, weil es weniger Nitrat enthält. Das von der Pflanze aufgenommene Nitrat wird hauptsächlich unter Sonneneinfluss überwiegend zu Eiweiß und anderen organischen Stickstoffverbindungen umgewandelt. Je weniger Licht und je niedriger die Temperaturen sind – wie im Winter in Gewächshäusern –, desto unvollständiger wird das aufgenommene Nitrat abgebaut. Besonders Rucola und zum Teil auch Feldsalat speichern im Wachstum mehr Nitrat als andere Salatarten und weisen deshalb zum Erntezeitpunkt im Schnitt höhere Nitratwerte auf.

Auch ratsam, um Nitrat zu minimieren:

> Blattstiele, äußere Blätter und Rippen von nitrathaltigem Gemüse entfernen.
> Gemüse blanchieren: Dieses kurze Eintauchen in kochendes Wasser verringert den Nitratgehalt deutlich.
> Bereiten Sie tiefgekühlten Spinat sofort nach der Entnahme aus dem Gefrierfach zu und lassen Sie ihn nicht erst auftauen.
> Lassen Sie Reste von nitrathaltigem Gemüse rasch abkühlen, bewahren Sie sie abgedeckt im Kühlschrank auf und erwärmen Sie sie nur einmal.
> Braten und grillen Sie gepökelte Fleischprodukte nicht.

Denn: Nitrit wandelt den roten Blutfarbstoff (Hämoglobin) in Methämoglobin um und verringert so den Sauerstofftransport im Blut. Da bei Babys bis etwa zum sechsten Lebensmonat das Enzymsystem, das Methämoglobin wieder in den sauerstofftransportierenden roten Blutfarbstoff umwandeln kann, noch nicht richtig ausgereift ist, kann dieser Prozess für Säuglinge und Kleinkinder lebensgefährlich sein.

Was Erwachsene anbelangt, haben Studien in den letzten Jahren gezeigt, dass die moderate Aufnahme von Nitrat auch günstig für den Organismus sein kann. So wurde eine Leistungssteigerung der Oberschenkelmuskulatur auf dem Fahrradergometer festgestellt, wenn Probanten zuvor eine Lösung tranken, deren Nitratgehalt der einer großen Portion Spinat entsprach. Außerdem wurden bei moderatem Nitratkonsum positive Effekte auf Blutdruck und Blutzuckerspiegel verzeichnet. Leider ist bis jetzt nicht geklärt, ab welcher Nitrataufnahme die positiven oder die negativen Effekte auf die Gesundheit überwiegen.

Übrigens: Vitamin-C-haltige Säfte vermeiden, wenn sie zu nitratreichen Speisen getrunken werden, dass Nitrosamine entstehen: Vitamin C hemmt die Bildung von Nitrosaminen.

Wenn wir schon beim Kochen sind: Acrylamid ist eine krebserregende Verbindung aus Eiweiß und Zucker, die beim Backen, Braten, Grillen und Frittieren entsteht. Etwa bei Chips, Pommes frites, Knäckebrot, Toastbrot oder geröstetem Müsli. Auch in Backmischungs-Keksen kann sie enthalten sein, in Lebkuchen oder Salzstangen. Sogar im Kaffee ist Acrylamid.

Wie lässt sich Acrylamid vermeiden?

Bei Temperaturen über 175 Grad Celsius bildet sich besonders viel der Substanz, die im Tierversuch Krebs erzeugte sowie Gene und Nerven schädigte. Das Risiko für den Menschen beziffern wissenschaftliche Studien nur ungenau. Das Bundesamt für Verbraucherschutz und Lebensmittelsicherheit (BVL) hat bislang keine Grenzwerte festgelegt, sondern unverbindliche Signalwerte ausgegeben, die Hersteller nicht überschreiten sollten.

Meine Tipps für die, die trotz allem nicht auf Kohlenhydrate verzichten wollen:

> Bratkartoffeln aus gekochten Kartoffeln enthalten weniger Acrylamid als solche aus rohen Kartoffeln.
> Steht Ihnen doch der Sinn nach Pommes und Kroketten, sollte das Frittierfett nicht heißer als 175 Grad Celsius sein. Nehmen Sie Pommes frites oder Kroketten aus dem Fett, sobald sie goldgelb sind. Erneuern Sie das Fett regelmäßig.
> Stellen Sie Ihren Umluftherd zum Backen auf maximal 180 Grad ein, einen Backofen ohne Umluft auf maximal 200 Grad.
> Backen Sie Kuchen nicht zu lange, und rösten Sie Toastbrot nur leicht an.

Das China-Restaurant-Syndrom

Bei Glutamat handelt es sich um einen Geschmacksverstärker, der in Tütensuppen, Fertigbrühen, Kartoffelchips, Pizza und Soßen zu finden ist. Ein bekanntes Phänomen ist das sogenannte »China-Restaurant-Syndrom«. Es ist eine Art Unwohlsein, die nach dem Besuch eines China-Restaurants auftritt. Manche Wissenschaftler vermuten als Ursache Glutamat, da in Asia-Restaurants zahlreiche Speisen damit gewürzt werden.

Glutamat löst bei manchen Menschen eine Unverträglichkeitsreaktion mit Schweißausbrüchen, Magenschmerzen, Bluthochdruck oder Herzklopfen aus. Es wird vermutet, dass nach Einnahme von Glutamat die Lern- und Konzentrationsfähigkeit für mehrere Stunden abnimmt. Einen eindeutig wissenschaftlichen Zusammenhang konnten Experten bisher aber nicht nachweisen. Es gab zwar mehrere Tierversuche mit Ratten, denen Glutamat verabreicht wurde und bei denen man negative Folgen feststellen konnte. Ob und wie das für den menschlichen Organismus zutrifft, ist weiterhin unklar. Offiziell gilt Glutamat als nicht schädlich, man sollte hier aber kein Risiko eingehen und die Anzahl der Besuche in China-Restaurants, in denen mit Glutamat gekocht wird, sowie von Fertigprodukten etc. gering halten. Beim Besuch eines China-Restaurants können Sie darum bitten, dass auf Glutamatwürzung verzichtet wird. Am besten sagen Sie, Sie wären allergisch. Kein Restaurantbetreiber hat gern einen Gast im anaphylaktischen Schock auf dem Boden liegen.

Problem Fluor

Fluor taucht in der Zahnheilkunde in Form von Fluoridverbindungen auf und soll in Zahnpasta Karies vorbeugen und den Zahnschmelz härten. Aus diesem Grund haben viele

Städte – Gott sei Dank nicht in Deutschland! – in den USA, in Irland, Kanada, Australien, Brasilien, Chile, Malaysia und Vietnam diese giftige Substanz dem Trinkwasser zugesetzt. Und das, obwohl Studien mittlerweile nachgewiesen haben, dass diese Massenmedikation die Raten von Zahnfluorose, Krebs und Osteoporose fördert. Untersuchungen zeigen, dass in den 1960er-Jahren in jenen Ortschaften in den USA, die dem Trinkwasser Fluor zusetzten, bei ungefähr 10 Prozent der Jugendlichen im Alter von zwölf bis 15 Jahren eine Fluorose auftrat. 1999 bis 2004 wurde in allen Ortschaften der USA bei 41 Prozent aller Jugendlichen in diesem Alter eine Fluorose festgestellt. In dem Maße, wie die Fluoridierung ausgeweitet wurde, machte sich die Fluorose explosionsartig breit. Dennoch wird in den USA Trinkwasser immer noch fluoriert. Zusätzlich befindet sich Fluorid in Zahnpasta ebenso wie in Limonaden und in industriell verarbeitetem Fleisch.

Fluor selbst ist hochgiftig. Was seine unmittelbar toxisch wirkende Dosis anbelangt, ist Fluor giftiger als Blei und Arsen. Deshalb wurde die Substanz lange Zeit in Nagergiften und Pestiziden gegen Ratten und Insekten verwendet.

Im Juli 2012 warnten Wissenschaftler der Harvard-Universität davor, dass das sich entwickelnde Gehirn von Kleinkindern Opfer der giftigen Wirkung von Fluor werden könne.[47] Die Warnung des Teams basierte auf zahlreichen Studien aus China, wonach Kinder, die in den ersten Lebensjahren verstärkt Fluor ausgesetzt waren, niedrigere IQ-Werte aufwiesen. Zwölf dieser Studien zeigten einen IQ-Verlust bei Fluorwerten, die in den USA als sicher gelten. Eine von der UNICEF gesponserte Studie ergab einen IQ-Verlust bei Kindern mit Jodmangel beim sogenannten »optimalen« Fluoridierungs-Niveau.

Wegen ihrer geringen Größe erhalten Kleinkinder bis zu viermal mehr Fluor pro Pfund Körpergewicht als Erwachsene, die dieselbe Menge fluoriertes Wasser trinken. Und sie können das Fluor nicht so gut über die Nieren ausscheiden. Besonders beunruhigend sind jedoch Hinweise darauf, dass häufiger Kontakt mit Fluor im Kleinkindalter aufgrund der Wirkung von Fluor auf die Schilddrüse zu neurologischen Schäden bei Kindern führen kann. 1994 änderten der Zahnärzteverband, der Kinderärzteverband und der Verband der Kinderzahnärzte in Amerika ihre jahrzehntelange Politik, wonach Ärzten empfohlen wurde, Neugeborenen Fluor-Ergänzungsmittel zu verschreiben. Merkwürdigerweise zögerten sie jedoch, den offensichtlichen nächsten Schritt zu gehen, nämlich zu empfehlen, Babynahrung kein fluoriertes Wasser zuzugeben. Denn dadurch erhalten die Säuglinge fast viermal so viel Fluor wie durch Ergänzungsmittel.

Selbst die Fachwelt ist sich noch nicht einig, ob Fluorid mehr Nutzen als Schaden bringt. Wir nehmen ja auch nicht jeden Tag ein ASS-Präparat wie Aspirin, damit wir keine Kopfschmerzen bekommen? Oder!?

Nanopartikel – die unerforschten Winzlinge

Nanopartikel sind, wie der Name schon sagt, winzig kleine Teilchen, die in ihrer Wirkung weitgehend unbekannt sind und sich in immer mehr Produkten unseres Alltags wiederfinden. Sie schützen die Haut vor Sonnenbrand, lassen die Haare glänzen, halten Schuhe dicht und finden sich selbst in Lebensmitteln. Verwendet werden sie außerdem in der Bekleidungsbranche, in der Pharmazie, Medizin und Kosmetik. Die Zahl der Produkte, die mit dieser Zukunftstechnologie ausgestattet sind, steigt stetig.

Doch die Erforschung der Risiken hinkt der Verwendung weit hinterher. Man kann nicht treffend sagen, wie gefährlich diese Teilchen wirklich sind. Forscher der Cornell University in Ithaca behandelten menschliche Darmflorakulturen mit diesen Teilchen und kamen zu dem Ergebnis, dass sie die Darmflora beeinflussen können. Das Gefährliche an ihnen ist vor allem ihre Größe: Normale Fremdkörper werden von der Darmschleimhaut am Eindringen gehindert und wieder ausgeschieden. Diese Partikel aber sind so klein, dass sie ungehindert durchgelangen.

Wurden Laborhühner mit Futter, versetzt mit Nanopartikeln, gefüttert, konnten sie wesentlich schlechter Eisen aufnehmen. Tests mit Wasserflöhen an der Universität Koblenz-Landau ergaben, dass deren Nachkommen deutlich weniger schwimm- und somit überlebensfähig waren. Wurden Nanopartikel im Tierversuch eingeatmet, gelangten sie nicht nur in die Lunge, sondern über den Riechnerv auch direkt ins Gehirn. Außerdem waren sie in Milz, Niere, Leber und in den Hoden nachweisbar.[48]

Aktuell gibt es lediglich eine Kennzeichnungspflicht für Nanopartikel in Kosmetika, »Silberionen« ist ein klarer Hinweis darauf. Seit 13. Dezember 2014 besteht auch eine Kennzeichnungspflicht laut EU-Verordnung für Lebensmittel, die über solche Zutaten verfügen. Viele Lebensmittel wie Instant-Suppen, Salz oder Kaffeeweißer enthalten Partikel aus Siliziumdioxid, damit sie nicht verklumpen. Winzige Titandioxidkrümel lassen Kaugummis, Dragees und Joghurt-Dressings weiß strahlen. Ein Register für Nano-Produkte gibt es in Deutschland laut Bundesinstitut für Risikobewertung (BfR) jedoch nicht. Nach einer Recherche des BUND (Bund für Umwelt und Naturschutz Deutschland) aus dem Jahr 2008 gab es damals bereits mehr als 100 Lebensmittel, die Nanopartikel enthielten, um Fließeigenschaften, Farbe und Haltbarkeit zu verbessern.[49] Also Vorsicht vor Kochsalz, Kaffeeweißer, Kaffeepulver, Gewürzmischungen, Puderzucker oder Suppenpulver, vor Instantprodukten und bei Nano-Sprays im Kosmetikbereich.

10. IMPFUNGEN KRITISCH SEHEN

Panikmache mit Epidemien und Impfschäden: Kaum ein medizinisches Thema wird in den Medien so kontrovers diskutiert wie Impfungen. Warum das so ist und wie es um Alternativen steht, erfahren Sie hier.

Gerade mal ein Jahr war Robert alt, als seine Eltern ihn mit einem Kombinationsimpfstoff gegen Mumps, Masern und Röteln impfen ließen. Eine in diesem Alter vollkommen übliche Impfung, die auch das Robert-Koch-Institut empfiehlt, eine Einrichtung der Bundesregierung auf dem Gebiet der Krankheitsüberwachung und -prävention.

Zehn Tage nach der Impfung bekam der Junge die ersten Krampfanfälle. Sie schädigten sein Gehirn. So sehr, dass er im Laufe seiner Entwicklung nicht mehr alleine stehen, essen und reden konnte. Außerdem wurde Robert Fletcher inkontinent. Er wurde zum Pflegefall. Doch erst nach 13 Jahren bekamen seine Eltern 2010 eine Entschädigung in Höhe von 90 000 britischen Pfund zugesprochen. Keineswegs ausreichend, um die Kosten des medizinischen Versorgungsaufwandes zu decken, aber immerhin konnten sie das Haus umgestalten, um das Leben für Robert und sich zu erleichtern.

Ein unabhängiger medizinischer Gutachter stellte einen Zusammenhang zwischen der Impfung, dem Auftreten der Krämpfe und der Behinderung her und meinte, das könne kein Zufall sein.[50] Der Fall des britischen Jungen Robert Fletcher ist keine Seltenheit: Immer wieder kommt es zu Impfschäden, die schwer nachzuweisen sind, sodass Klagen entsprechend schwierig zu führen sind. Zwischen 2005 und 2009 wurden auch in Deutschland 1036 Anträge auf Impfschäden gestellt, von denen 169 Fälle anerkannt wurden. Laut Schätzungen sind das lediglich 5 Prozent der auftretenden Fälle.

Grundsätzlich versuchen die Verantwortlichen, eine allgemeine Verbindung zwischen Impfungen und Nebenwirkungen herunterzuspielen. Teilweise gibt es sogar Impfkampagnen, die Impfen propagieren wie etwa bei der Schweinegrippe, der größten Impfmaßnahme in der Geschichte der Bundesrepublik. Dazu der Chefarzt Wolf-Dieter Ludwig an der Helios Klinik Berlin-Buch gegenüber dem Nachrichten-Magazin *Spiegel* im Oktober 2009: »Die Gesundheitsbehörden sind auf eine Kampagne der Pharmakonzerne hereingefallen, die mit einer vermeintlichen Bedrohung schlichtweg Geld verdienen wollten«, so Ludwig.[51] Er war einer der Kritiker, der sich wie andere Ärzte, Pharmaexperten und Politiker gegen die gewaltige Impfaktion stellte, die den Staat und die Krankenkassen mindestens 600 Millionen Euro kostete. Insbesondere als die Ständige Impfkommission (STIKO) am Robert-Koch-Institut plötzlich für Schwangere einen anderen Impfstoff empfahl. Einen, der keinen Wirkverstärker beinhaltete. Ein Impfverstärker stachelt, wie das Wort schon sagt, das Immunsystem besonders an. Deshalb kann er auf der anderen Seite helfen, den Impfstoff zu strecken, sodass aus einer bis zu vier Impfdosen hergestellt werden können.

Abgesehen davon, hat sich das Schweinegrippe-Virus gar nicht als der große Killer entpuppt, wie er beim Ausbruch im

Frühjahr 2009 in Mexiko angekündigt worden war. »Sogar die STIKO, sonst ein der Pharmaindustrie wohlgesinntes Gremium, lässt in ihrer Impfempfehlung Zweifel durchscheinen«, heißt es in dem Bericht des *Spiegel* weiter. Und plötzlich verblasste der Gedanke an eine Massenimpfung, noch bevor die gesunde Bevölkerung dazu aufgerufen wurde. Denn Allgemeinmediziner und Kinderärzte hatten ebenfalls zu rebellieren begonnen, und selbst der Präsident der Deutschen Gesellschaft für Allgemeinmedizin und Familienmedizin, Michael Kochen, empfahl den deutschen Hausärzten, nicht zu impfen: »Das Schadensrisiko überwiegt den Nutzen«, zitierte der *Spiegel* den Göttinger Professor.[52]

Wolfram Hartmann, der Präsident des Bundesverbands der Kinder- und Jugendärzte, warf der Bundesregierung »wissenschaftliche Falschaussagen« vor. Wie bei Schwangeren, so gelte auch für Kinder unter drei Jahren: »Der Impfstoff ist an ihnen noch überhaupt nicht getestet, deshalb ist das Risiko einfach zu groß, ihn jetzt bedenkenlos einzusetzen.« Dabei sei gerade diese Altersgruppe speziell gegen die Schweinegrippe zu schützen: Besonders Kinder mit chronischen Krankheiten, so wisse man aus Ländern mit hoher Schweinegrippe-Durchseuchung, leiden unter einem schweren Infektionsverlauf. Außerdem wunderte sich Hartmann, wie die Behörden einen Impfstoff kaufen konnten, der Wirkverstärker enthält: »Kinder haben ein Immunsystem, das zu Überreaktionen neigt, und genau die könnten durch Adjuvantien [Anmerk. des Autors: Wirkverstärker] ausgelöst werden.« Zusätzlich sei dem Impfstoff auch noch ein Konservierungsstoff beigefügt, eine Quecksilberverbindung. »Das Zeug hat man in heutigen Impfstoffen für Kleinkinder bewusst herausgehalten«, so Hartmann.[53] Zu einer Massenimpfung kam es nie, wie wir wissen, weil die Rebellion groß und die Wirksamkeit mehr als umstritten war.

Umstritten: die Wirkung von Impfungen

Ist Ihnen eigentlich schon aufgefallen, dass alle zwei bis drei Jahre eine neue Sau durchs Dorf getrieben wird – Rinderwahnsinn (BSE), Vogelgrippe (H_5N_1), SARS, EHEC? Und was ist Dramatisches passiert? An keiner dieser Epidemien sind mehr Menschen gestorben als an einer ganz normalen Grippe. Doch die Medien lieben es, uns verrückt zu machen: Negative Schlagzeilen verkaufen sich nun mal bestens.

Ich kann mich noch gut an die Titelstory des *Stern* im Zusammenhang mit dem angeblich sich rasant verbreitenden Rinderwahnsinn erinnern: »BSE – wie viel Millionen Deutsche schon infiziert?« Solche Sätze graben sich ins kollektive Unterbewusstsein und schüren Angst. Hand aufs Herz – kennen Sie irgendeinen Menschen, der sich an BSE infiziert hat, geschweige denn gestorben wäre? Ich nicht. Darum beruhige ich auch immer wieder meine Patienten, wenn sie mich bei einer neu ausgedachten weltweiten Bedrohung aufgeregt um Impfungen für sich und die ganze Familie bitten. Es ist eine unheilvolle Allianz zwischen Medien und Pharmaindustrie, die beide von diesen angeblichen Pandemien profitieren. Titelstorys, Sondersendungen mit Bedenkenträgern und Experten, die die Angst weiter schüren. Kein Wunder, dass sich die Menschen dann verunsichern lassen. Spätestens jetzt ist die Politik gefragt, die für Milliarden von Euro Impfstoffe bei der Pharmaindustrie bestellt. Die dann nach einigen Jahren mangels Bedarfs und mit abgelaufenem Verfallsdatum entsorgt werden. Wer es nicht glaubt, kann ja mal recherchieren.

Interessant ist auch, wie schnell das Interesse nach drei, vier Wochen abflaut, wenn sich keine weitere Hysterie mehr schüren lässt. Glauben Sie, dass weniger Menschen in Afrika Opfer von Ebola werden, nur weil hier nicht darüber berichtet wird? Oder dass weniger an AIDS sterben, nur weil keine Meldungen auftauchen? Bemerkenswert ist auch, dass immer noch mehr Kinder in Afrika an banalem Durchfall sterben als an AIDS. Und das ließe sich relativ leicht durch sauberes Wasser und ein paar Kohletabletten verhindern. Stattdessen feiern sich die Gutmenschen auf AIDS-Galas und spenden bei teuren Dinners kleinere Beträge. Auf den Durchfall-Galas wird komischerweise immer keiner gesehen.

Nicht nur bei Pandemien, auch bei Grippeimpfungen ist der Effekt eher fraglich. So hat das britische Medizinjournal *The Lancet* 2011 über eine Studie berichtet, die diesen Sachverhalt an Grippeimpfungen nachwies: Bei einem Vergleich der Ergebnisse von 31 verschiedenen Untersuchungen zum Thema Wirksamkeit von Grippeimpfungen kamen die Forscher zu dem Ergebnis, dass die Grippeimpfung einen moderaten Schutz bieten kann, der jedoch, abhängig von der Saison, sehr reduziert oder gar nicht vorhanden ist.[54]

Diese Ergebnisse lassen sich dadurch erklären, dass die Grippe, auch Influenza genannt, ausschließlich durch Viren der Gattungen Influenzavirus A und B ausgelöst wird. Und diese machen vor allem eins, sie verändern sich sehr schnell. In relativ kurzen Abständen treten immer neue Virusvarianten auf. Sie sind dem Körper unbekannt, obwohl er vielleicht schon einmal eine Grippe durchlaufen hat. Das hebelt das Grundprinzip des Impfens aus, bei dem es darum geht, den Körper mit den Viren einer Krankheit bekannt zu machen, sodass das Immunsystem rasch und wirksam bei einem »Angriff« dieser Viren zur Stelle ist. Handelt es sich um eine abgeänderte Virus-Variante, kann der Körper diese natürlich nicht erkennen und ist auf die Attacke nicht vorbereitet. Wir können daher gegen eine Grippeerkrankung nie immun werden.

In der Regel wird bei der Grippeimpfung ein Cocktail aus drei Virentypen gespritzt, die von der Weltgesundheitsorganisation WHO jedes Jahr zuvor bekannt gegeben werden. Ob dieser dann tatsächlich schützt, bleibt stets abzuwarten. Im Winter 2014/15 war schnell klar, dass mit einer schlechteren als zuvor angenommenen Wirkung zu rechnen war, was das Robert-Koch-Institut auch bestätigte. Mehr noch: Der Grippeimpfstoff versagte weitgehend, weil das Erbgut des am stärksten verbreiteten Erregers an einer Stelle so verändert war, dass der Impfstoff A/Texas/50/2012 seine Schutzwirkung nicht entfalten konnte. Obwohl es quasi unmöglich ist, effektiv gegen die Grippe zu impfen, ist diese Impfung nach wie vor weit verbreitet und wird von der STIKO empfohlen: »Für alle Personen ab 60 Jahre, für alle Schwangeren, die während der Influenzasaison schwanger sind, für Personen mit erhöhter gesundheitlicher Gefährdung infolge eines Grundleidens (wie z.B. chronische Krankheiten der Atmungsorgane, Herz- oder Kreislaufkrankheiten, Leber- oder Nierenkrankheiten, Diabetes oder andere Stoffwechselkrankheiten, chronische neurologische Grundkrankheiten wie z.B. multiple Sklerose mit durch Infektionen getriggerten Schüben, angeborene oder erworbene Immundefizienz oder HIV) sowie für Bewohner von Alters- oder Pflegeheimen. Außerdem sollten Personen mit erhöhter Gefährdung (z.B. medizinisches Personal) und Personen, die als mögliche Infektionsquelle für von ihnen betreute Risikopersonen fungieren können, geimpft werden. Ebenso geimpft werden sollten Personen mit direktem Kontakt zu Geflügel und Wildvögeln (die Impfung schützt zwar nicht vor der Vogelgrippe, aber es werden damit problematische Doppelinfektionen vermieden)«, erläutert die Homepage der Einrichtung.

Die zweifelhafte Wirkung von Impfungen ist nicht nur auf die Grippeimpfung beschränkt. Auf Grundlage einer Studie aus dem Jahr 2014 ist auch die Wirkung der Keuchhusten-Immunisierung zumindest fragwürdig, obwohl dagegen ganz selbstverständlich und routinemäßig geimpft wird. Kay Wang, Gesundheitswissenschaftlerin an der Universität Oxford, untersuchte in ihrer Studie 279 Kinder im Alter von fünf bis 15 Jahren, die alle unter hartnäckigem Husten litten. Bei 56 dieser Kinder konnte Wang tatsächlich Keuchhusten feststellen. Interessanterweise waren 39 der 56 Kinder aber komplett durchgeimpft. Das heißt, 70 Prozent der an Keuchhusten erkrankten Kinder hätten eigentlich durch die Impfung geschützt sein müssen, da die nicht geimpften einen viel kleineren Teil der Erkrankten bildeten. Die Schlussfolgerung der Studie war dann aber nicht, die Impfung auf ihre Wirksamkeit hin zu überprüfen, sondern die Abstände der Keuchhustenimpfung zu verkürzen, um mit dieser »Erinnerung« das Immunsystem auf die Bekämpfung der Erreger einzuschwören.

Wie sehr von offizieller Seite darauf beharrt wird, dass Impfungen hundertprozentig wirksam sind, zeigt auch der folgende Fall: In den USA erkrankte eine junge Frau trotz regelgerechter Impfung an den Masern. Forscher gingen bis zu diesem Zeitpunkt davon aus, dass sogenannte Durchbrucherkrankte – das sind Menschen, die sich an einer Krankheit anstecken, gegen die sie eigentlich geimpft sind – weitere Personen nicht infizieren könnten. Aus diesem Grund kam die junge Frau nicht in Quarantäne, und in der Folge steckte sie weitere vier Personen mit den Masern an. Eine Untersuchung der Antikörper der erkrankten Frau ergab, wie das *Deutsche Ärzteblatt* 2014 berichtete, dass sie trotz Impfung nie immun gegen Masern gewesen war.[55]

Während einige Impfungen nur eine geringe Wirksamkeit haben, können andere gar starke gesundheitliche Beeinträchtigungen nach sich ziehen. Insbesondere bei Kindern. Das Immunsystem eines Kindes ist bei der Geburt noch nicht voll ausgeprägt. Um Krankheiten effektiv abwehren zu können, muss es sich erst entwickeln. Entscheidend dabei ist, dass die verschiedenen Typen von Abwehrzellen in einem ausgewogenen Verhältnis ausgebildet werden. Das geschieht oft nur, wenn Kinder wichtige Krankheiten selbst durchleben und so das Immunsystem trainieren. Behütet man den Körper durch Impfungen zu sehr vor den typischen Krankheiten, kann das Immunsystem derart unterentwickelt sein, dass verschiedene Abwehrzellen nicht ausgeprägt werden. In Kombination mit übertriebener Hygiene treten dann gehäuft auch Allergien und Asthma auf. Ein Zusammenhang zwischen dem kindlichen Organismus, natürlicher Unhygiene und einer reduzierten Neigung zu Allergien wurde auch von der Weltgesundheitsorganisation bestätigt. Daher drängt sich die Frage auf: Ist es sinnvoll, gegen möglichst viele Krankheiten zu impfen, oder sollte man nicht lieber das Immunsystem so gut wie möglich ausbilden und stärken? Schließlich hilft uns unser Immunsystem bei der Abwehr jeglicher Krankheit.

Neben der fragwürdigen Wirkung vieler Impfungen stellen die Nebenwirkungen des kleinen Piksers oft auch ein großes Risiko für unsere Gesundheit dar. Welche das sind und warum das alles nicht so recht in die Öffentlichkeit gelangt, darüber lassen Sie mich noch ein paar Gedanken verlieren, bevor ich zur allgemeinen Stärkung des Immunsystems komme.

Nebenwirkungen und Giftstoffe

Da bei einer Impfung das Immunsystem überfallartig, wie bei einem Booster, aktiviert wird, kann es zu einer Überreaktion kommen, was beispielsweise Autoimmunerkrankungen wie rheumatoide Arthritis, multiple Sklerose oder auch Diabetes Typ 1 zur Folge haben kann. Vor allem wenn Wirkverstärker im Spiel sind. Selbstverständlich entwickelt nicht jeder Geimpfte eine solche Erkrankung, gefährdet sind Menschen mit einer entsprechenden genetischen Veranlagung. Bei ihnen können solche Autoimmunerkrankungen durch eine Impfung endgültig zum Durchbruch kommen. Kinder mit einer hohen Empfänglichkeit für die Entwicklung von Autoimmunkrankheiten zählen laut des Zentrums für Gesundheit zu der High-Risk-Personengruppe für Impfnebenwirkungen.

Viele Nebenwirkungen treten auch aufgrund kontaminierter, das heißt verunreinigter oder giftiger Inhaltsstoffe auf. Experten gehen davon aus, dass viele Krebserkrankungen durch einen in Polioimpfstoffen enthaltenen Virus ausgelöst wurden. Dieser Impfstoff, der Kinderlähmung vorbeugen sollte, wurde auf lebenden Affennebennieren gezüchtet. Die Tiere waren allerdings mit einem Virus infiziert, der die Erbsubstanz schädigte und zu Immunschwäche führte. Zwischen 1955 und 1963 wurden über 98 Millionen Kinder in den USA mit potenziell verunreinigten Impfstoffen geimpft, und auch in anderen Ländern wurde dieser eingesetzt. Obwohl 1965 von offizieller Seite beteuert wurde, dass das Virus aus den Impfstoffen entfernt worden sei, fand man in offiziellen Dokumenten des Impfstoffherstellers Lederle im Jahr 1997 das Bekenntnis, dass es immer noch verunreinigte Impfstoffe gäbe.[56]

Auch ob Impfungen (vor allem bei Kindern) Krankheiten auslösen, ist nicht ausreichend untersucht worden. Und das umstrittene quecksilberhaltige Konservierungsmittel Thiomersal wird in Impfpräparaten immer noch verwendet. Es steht im Verdacht, die Autismusrate zu erhöhen, und auch wenn die Grenzwerte deswegen gesenkt werden mussten, schreibt das Paul-Ehrlich-Institut (PEI) in seiner Aufklärung über Thiomersal: »Wenn ein Kind heute nach den Empfehlungen der Ständigen Impfkommission (STIKO) mit Kombinationsimpfstoffen grundimmunisiert wird, werden ihm kein Thiomersal bzw. nur noch in Spuren vorhandene Restmengen verabreicht.« Was genau heißt das aber?

Im Kontext der Nebenwirkungen muss ich auch nochmals auf die Grippeimpfung zu sprechen kommen, deren fragwürdige Wirkung ich bereits erwähnt hatte. Wenn man die Inhaltsstoffe betrachtet, wird schnell klar, dass diese zum Teil gefährlich für den Menschen sind – Quecksilber, Aluminium und Frostschutzmittel sind nur einige davon, die, wie Studien ergeben haben, entzündliche kardiovaskuläre (also das Herz und Gefäßsystem betreffende) Veränderungen zur Folge haben und somit Herzleiden und sogar Herzinfarkte begünstigen können. In ähnlicher Weise werden durch entzündliche Reaktionen Blutplättchen aktiviert, was zu einer Thrombose führen kann. Vor allem bei schwangeren Frauen können diese entzündlichen Reaktionen Früh- und Fehlgeburten einleiten. Dennoch empfiehlt das Robert-Koch-Institut die Grippeimpfung auch für Schwangere.

In der Dokumentation *Die Akte Aluminium* behauptet der Journalist Bert Ehgartner, dass Aluminiumhydroxid zu Muskelentzündungen, Müdigkeit, Schwindel und Sehschwäche führen könne. Das Europäische Arzneihandbuch schreibt einen Grenzwert von 1,25 Milligramm Aluminium pro Impfdosis fest. Die in Deutschland zugelassenen Impfstoffe unterschreiten zwar diesen Grenzwert: Laut PEI dürfen Impfdosen einen Aluminiumgehalt zwischen 0,125 Milligramm und 0,82 Milligramm nicht überschreiten. Impfstoffe, die Aluminiumhydroxid enthalten, sind zum Beispiel die Impfungen gegen Tetanus, Keuchhusten, Diphtherie, Hepatitis-A oder manche Grippeimpfstoffe. Dennoch, meint Ehgarnter, sei erhöhte Vorsicht geboten.

Die verzerrte Darstellung von Impfungen

Wie aber kann es sein, dass Impfungen dennoch so gut beleumundet sind? Die Impfbefürworter, meist die Impfhersteller selbst, werden nicht müde, die wunderbaren Effekte von Impfungen zu preisen. Die Tatsache, dass diese oft nicht der Realität entsprechen und schwerwiegende Nebenwirkungen auftreten können, kehren sie dabei gerne unter den Tisch. Stattdessen stellen sie das Impfen als Wundermittel dar, das viele Seuchen und Menschheitsplagen beseitigt hat. Als Paradebeispiel dient ihnen dabei gerne die Bekämpfung der Pocken. Der Durchbruch der Pockenbekämpfung liegt in den 1970er-Jahren. Davor hatte man versucht, die Pocken mit Massenimpfungen in den Griff zu bekommen. Die Anzahl an Pocken-Infizierten schnellte jedoch in die Höhe und mit ihr die Todesrate. Erst als die WHO 1970 Pockenkranke in Quarantäne nahm, sich die hygienischen Bedingungen und die Grundversorgung verbesserten und keine Massenimpfungen mehr empfohlen und durchgeführt wurden, ging die Zahl der an Pocken Erkrankten rapide zurück. Was wieder darauf schließen lässt, dass die Impfung keinen erheblichen Anteil an der Bekämpfung der Pocken hatte. Diese These unterstützte auch der britische Epidemiologe Thomas McKeown in seiner Analyse über den Rückgang von Epidemien in Großbritannien seit dem 18. Jahrhundert. Er kommt dabei zu dem Ergebnis, dass bei fast allen Infektionskrankheiten die Sterblichkeit bereits stark zurückgegangen war, bevor Impfungen überhaupt durchgeführt wurden.[57] Dennoch betonen viele Impfbefürworter unermüdlich die herausragende Stellung von Impfungen in Bezug auf die Bekämpfung von Epidemien.

Ein weiteres Problem ist die Manipulation von Impfstatistiken durch die Impfstoffhersteller aus genau demselben Grund: die Impfung in der Öffentlichkeit als großartige wissenschaftliche Errungenschaft zu preisen, um deren Akzeptanz zu steigern. Viele Studien werden zum Beispiel als Beweis dafür zitiert, dass die Grippeimpfung einen effektiven Schutz darstellt. Allerdings ist es dabei gar nicht so schwer, mit den Zahlen und Statistiken zu tricksen und (ohne die tatsächlichen Werte zu verändern) das Ergebnis strahlen zu lassen. Behauptet eine Studie beispielsweise, dass eine Grippeimpfung zu

60 Prozent effektiv gegen Grippe helfe, klingt das nach einer recht hohen Zahl und einem guten Schutz. Allerdings bedeutet das keineswegs, dass 60 von 100 Menschen, die geimpft wurden, deshalb nicht erkrankten. Man muss eben auch einrechnen, dass viele Menschen (ob geimpft oder nicht) gesund bleiben und sich nicht infizieren. Bei den Untersuchungen wurden geimpfte und ungeimpfte erwachsene Menschen analysiert. 2,7 Prozent aller nicht geimpften Personen bekamen die Grippe, die restlichen 97,3 Prozent erkrankten auch ohne Impfung nicht an dem Influenza-Virus. Im direkten Vergleich dazu: Von den geimpften Personen erkrankten 1,2 Prozent an der Grippe, obwohl sie – wie gesagt – geimpft waren. Stellt man nun die beiden Werte nebeneinander, ergibt sich ein Unterschied von 1,5 Prozent zwischen geimpften und nicht geimpften Personen. Tatsächlich werden 1,5 von 100 Menschen durch die Grippeimpfung geschützt.

Wie also kommt bei dieser Rechnung eine 60-prozentige Wirkung zustande? Indem man nur die Zahl der Erkrankten nimmt und die Gesunden nicht mit einbezieht. Dabei sind die 1,2 Prozent der geimpften und an Grippe erkrankten Personen ungefähr 40 Prozent von den 2,7 Prozent der ungeimpft an Grippe Erkrankten. Durch eine derartige Darstellung überzeugt man mehr Menschen davon, sich impfen zu lassen, als mit absoluten Zahlen; wir sprachen darüber auch im Kapitel »Augen auf bei Vorsorgeuntersuchungen«, wo die Branche mit ähnlichen Mitteln zu beeindrucken versucht.

Aber nicht nur in puncto Wirksamkeit, sondern auch in puncto Nebenwirkungen ist es schwierig, verlässliche und unabhängige Informationen zu bekommen. Eine Studie des US Center for Disease Control (CDC), die Ende der 90er-Jahre ein elffach erhöhtes Risiko für Kinder, die mit quecksilberhaltigen Impfstoffen geimpft wurden, festgestellt hat, wurde zunächst nicht veröffentlicht. In einer geheimen Sitzung mit führenden Impfstoffherstellern vereinbarte man, die Daten so zu manipulieren, dass kein statistisch signifikanter Zusammenhang zwischen Quecksilber und Autismus mehr nachgewiesen werden konnte. Mit diesen »neuen« Ergebnissen wurde die Studie drei Jahre später veröffentlicht. Allerdings wurden der Wortlaut der Sitzung und somit die ursprünglichen Ergebnisse später bekannt, wie Joachim Mutter schreibt.[58]

Erst vor wenigen Monaten deckten Kontrolleure der Europäischen Arzneimittelbehörde Ema bei der indischen Firma GVK Biosciences zahlreiche Ungereimtheiten auf: Daten von Elektrokardiogrammen waren manipuliert und Auflagen der Guten Klinischen Praxis (GCP) nicht eingehalten worden. Die Pharmaexperten prüften daraufhin 1250 Arzneimittel (auch hier wird getrickst!) und entzogen Hunderten von Medikamenten, die auf Grundlage der manipulierten Tests von GVK Biosciences in Europa auf den Markt kamen, die Zulassung. Betroffen waren Antiallergika, Bluthochdruckmittel und Cholesterinsenker. Neben Belgien, Frankreich, Luxemburg, Österreich und Polen reagierte auch Deutschland: Das Bundesinstitut für Arzneimittel und Medizinprodukte (BFArM) in Bonn verfügte für 80 Medikamente von 16 Herstellern einen sofortigen Verkaufsstopp.

Studien, die die Unschädlichkeit von Impfstoffen beweisen sollen, werden oft von Impfstoffherstellern finanziert. So wurde in einer Untersuchung nachgewiesen, dass ein Säugling nach Aufnahme von Quecksilber innerhalb von acht Tagen bereits die Hälfte der Blutquecksilberwerte wieder abgebaut hatte. Daraus schlussfolgerte man: Impfungen sind nicht schädlich, da die Quecksilberwerte zu keinem Zeitpunkt einen Grenzwert überschreiten und schnell wieder ausgeschieden werden. Allerdings sagte die Studie nicht, wohin das Quecksilber wandert: Wird es tatsächlich ausgeschieden oder einfach von anderen Organen aufgenommen? Darüber hinaus reichen bereits scheinbar »sichere« Grenzwerte aus, um menschliche Nervenzellen abzutöten.

In vielen Fällen ist es auch einfach, die Nebenwirkungen auf eine andere, unbekannte Ursache zu schieben: Sterben alte Menschen beispielsweise während oder direkt nach einer Grippeerkrankung, ist das der offizielle Todesgrund. In Zusammenhang mit einer Grippeimpfung gilt dieses Prinzip aber scheinbar nicht – sterben alte Menschen direkt nach einer Grippeimpfung, wird als Todesursache nicht offiziell die Grippeimpfung angegeben. Der Zusammenhang mit der vorangegangenen Grippeimpfung wird oft als »Zufall« betrachtet, erklärt die Informationsseite des Zentrums der Gesundheit.

Warum offizielle Behörden oder auch Wissenschaftler ein Interesse daran haben, Impfungen als Wundermittel und so gut wie frei von Nebenwirkungen darzustellen, ist recht einfach. Viele arbeiten Hand in Hand mit der Industrie, die ein großes Interesse am guten Image der Impfungen hat. Wissenschaftliche Studien werden oftmals – wie Studien zu Medikamenten und Früherkennung – von Pharmakonzernen finanziert, die auch Impfstoffe produzieren. Das zeigt die Schwierigkeit, wirklich zuverlässige und unabhängige Informationen zum Thema Impfen zu erhalten. Bitte verstehen Sie mich nicht falsch, ich möchte hier das Impfen nicht pauschal verunglimpfen. Es ist mir jedoch wichtig, dass Sie genau hinsehen und nicht im Autopilot-Modus sich oder ihre Kinder einfach impfen lassen, weil alle sich impfen lassen.

Außerdem gibt es Impf-Moden, denken Sie nur an die Impfung gegen Papillomviren, die vor Gebärmutterhalskrebs schützen soll, gegen Herpes Zoster oder neuerdings gegen Varizellen, die Erreger von Windpocken und Gürtelrose. Letztere waren unter anderem auch Thema auf dem am 21. Januar 2015 vom Robert-Koch-Institut veranstalteten Symposium. Unter dem Motto »Berücksichtigung gesundheitsökonomischer Evidenz bei der Einführung neuer Impfungen in Deutschland« waren dort Vertreter der Bundesparteien, des Bundesgesundheitsministeriums und des Spitzenverbands der gesetzlichen Krankenkassen eingeladen. Ebenso wie die der Kassenärztlichen Bundesvereinigung, der STIKO, Patientenvertreter, Vertreter von Fachgremien, wissenschaftlichen Institutionen und der Industrie. Natürlich geht es dabei auch um ethische Aspekte, doch wird in meinen Augen ein weiteres Mal eine Lücke gesucht, um im Gesundheitssystem Geld zu verdienen. Nicht anders als in der freien Wirtschaft auch, wenn Unternehmer sich überlegen, welche neuen Produkte sie in den Markt einführen können: solche mit einem starken Anreiz oder einer Notwendigkeit, sie kaufen zu wollen bzw. kaufen zu müssen.

Aus all den genannten Gründen ist es mehr als berechtigt zu fragen: Welche Impfung brauche ich wirklich, und wie kann ich mein Immunsystem auf natürlichem Wege stärken? Dennoch sagt die Mehrheit der Bürger: Jetzt lasse ich mal impfen, und vorgesorgt ist genug! Nein. Denn es gibt auch ein Zuviel für den Körper, und Sie sollten ihn nicht unnötigen Risiken aussetzen.

Risiken abwägen

Sie sollten immer eine individuelle Impfentscheidung fällen und nicht nach dem Aktenplan einer Behörde handeln. Vermeiden Sie Mehrfachimpfungen, insbesondere bei Kindern. Besser ist es, das Immunsystem erst reifen zu lassen. Impfung gegen Virusinfektionen erst mit drei Jahren, und dann möglichst einzeln. Ebenso Diphtherie und Polio (Schluckimpfung) einzeln. Einzelimpfstoffe sind nicht ganz einfach erhältlich, aber der Aufwand lohnt sich. Nie gegen Keuchhusten impfen, weil die Kinder dann umso anfälliger für Atemwegserkrankungen werden.

Welche Alternativen gibt es?

Ziellos zu impfen und mit der Schrotflinte auf mögliche Erkrankungen loszufeuern, halte ich für falsch. Natürlich sollten Sie sich gegen die wichtigsten Infektionskrankheiten wie Wundstarrkrampf, Kinderlähmung, Diphtherie, Röteln bei Frauen (wenn diese die Infektionskrankheit mit 14, 15 Jahren noch nicht durchlebt haben) impfen lassen. Gleichzeitig sollten Sie aber auch auf ein gut funktionierendes Immunsystem achten, auf eine eiweißreiche Ernährung und darauf, dass Sie Stress und Alltagsgifte vermeiden. Auch global gesehen ist Impfen nicht immer die richtige Lösung: In vielen Entwicklungsländern ist die Hauptursache für einen Großteil der Infektionskrankheiten ein Nährstoff- und Vitaminmangel. Es wäre also sinnvoller, an dieser Stelle anzusetzen, statt kollektive Massenimpfungen durchführen zu lassen.

Interessant ist auch der Zusammenhang zwischen Blutzucker und Viren. Studien (unter anderem in Tierversuchen) haben ergeben, dass es meist nur dann zu einer Erkrankung kommt, wenn kurzfristig zu wenig Blutzucker im Körper vorhanden ist. Und das tritt paradoxerweise genau dann ein, wenn wir Zucker gegessen haben. Etwa wenn wir Kohlenhydrate zu uns nehmen, die vom Darm besonders schnell aufgenommen werden können, beispielsweise beim Verzehr von raffiniertem Zucker oder beim Trinken von süßen Säften. In diesem Moment schnellt der Blutzucker rasch in die Höhe und führt zu einer verstärkten Ausschüttung von Insulin. Das Insulin hat die Aufgabe, den Blutzuckerspiegel wieder zu senken. Dabei dient Insulin als eine Art Schlüssel, der dem Zucker die Tür in die Muskeln und in die Leber öffnet, wo der Zucker dann gespeichert wird. Durch die erhöhte Insulinausschüttung fällt der Blutzucker zu stark ab. Und in genau dieser Phase ist der Mensch besonders anfällig für virale Erkrankungen. Dieses Risiko lässt sich senken, indem wir auf naturbelassene Ernährung sowie auf wenig Zucker (etwa in Süßigkeiten) und Kohlenhydrate achten, was sich besonders gut mit der zuvor beschriebenen ketogenen Ernährung erreichen lässt.

Der menschliche Körper hat unglaubliche und sehr ausgefeilte Mechanismen, um Krankheiten zu bekämpfen. Es wäre sinnvoll, auf diese zu bauen und diese vor allem zu stärken, anstatt den Körper zusätzlichem Stress durch ein nicht differenziertes Vorbeugen mit Impfungen auszusetzen. Die stärkste Waffe, die wir gegen (Infektions-)Krankheiten haben, ist ein gut funktionierendes Immunsystem – und das ist frei von jeglichen Nebenwirkungen. Wie ein wirkungsvoller Schutzschild wehrt es Viren, Bakterien und Krebs ab. Einen ähnlichen Vorteil versuchte Achilles' Mutter ihrem Sohn zu verschaffen, indem sie ihn durch das Eintauchen in den Fluss Styx vor feindlichen Angriffen schützen wollte. Allerdings blieb dabei tragischerweise die tückische Ferse draußen und daher ungeschützt.

Wie das Immunsystem belastet wird

Die entscheidenden vier Punkte für Ihr Immunsystem sind: psychische Entspannung, ein hoher Eiweißspiegel im Blut, gesunde »Unhygiene« und eine optimale Sauerstoffversorgung (Bewegung).

Dass das Stresshormon Cortisol das Immunsystem angreift, hat auch ein neues Feld der wissenschaftlichen Forschung, die Psychoneuroimmunologie (auch bekannt unter dem Namen »Mind-Body-Medizin), nachgewiesen. Vor allem dann, wenn Stress chronisch wird. Dachte man früher, das Immunsystem wäre ein autonomes System, weiß man heute, dass es mit dem Hormon- und Nervensystem kommuniziert. Erste Hinweise auf solche psychoneuroimmunologischen Wechselwirkungen erkannte bereits der Mikrobiologe und Impfstoff-Pionier Louis Pasteur (1822–1895). Er stellte fest, dass Hühner unter Stressbelastung eine höhere Infektionsanfälligkeit aufwiesen. Der Mikrobiologe Aaron Frederick Rasmussen fand im Jahr 1957 heraus, dass Stress bei Mäusen die Anfälligkeit für Infektionen mit Herpes simplex erhöht.

Als der US-amerikanische Psychologe Robert Ader zusammen mit dem Immunologen Nicholas Cohen von der University of Rochester 1975 dann die immunsuppressive Wirkung von Cyclophosphamid entdeckte, kann das als die Geburtsstunde der Psychoneuroimmunologie (PNI) gelten.[59] PNI ist ein interdisziplinäres Forschungsgebiet, das die Wechselwirkungen zwischen Psyche, Nervensystem und Immunsystem unter die Lupe nimmt.

Cortisol dämpft die Erregung und reduziert mögliche Entzündungsreaktionen. Bei chronischem Stress gerät zu viel Cortisol ins Blut. Das vermindert die Immunabwehr und bringt sie aus dem Gleichgewicht. Je nach Krankheitserreger wird entweder eine zelluläre oder eine humorale Abwehr aktiviert. Die zelluläre Abwehr bekämpft Viren und Krebszellen, die humorale Bakterien, die durch Wunden in den Organismus gelangen. Ein Zuviel an Cortisol verschiebt die Ausgewogenheit von zellulärer und humoraler Abwehr: Die zelluläre Abwehr wird geschwächt, die humorale verstärkt. In der Folge werden wir anfälliger für Virusinfektionen wie Grippe, Erkältungskrankheiten oder Herpes.

Positive Gefühle – ein Schutzschild gegen Krankheiten

Laut PNI lässt sich mit bestimmten psychischen Persönlichkeitseigenschaften die Immunabwehr erhöhen und Krankheit präventiv abwehren. Wer optimistisch sei, sich im Leben verwurzelt und zufrieden fühle, sei weniger anfällig für viele Krankheiten, so die PNI-Forscher, außerdem würden solche Menschen langsamer altern und länger leben.

Optimismus

Menschen mit einer optimistischen Lebenseinstellung gehen davon aus, dass alles ein gutes Ende findet. Im Vergleich zu pessimistischen Menschen haben sie einen niedrigeren Blutdruck, sie produzieren geringere Mengen an Stresshormonen, und ihr Herz schlägt in der Regel langsamer. Bei HIV-positiven Patienten konnte nachgewiesen werden, dass Optimismus einen langsameren Krankheitsverlauf bewirkt. Umgekehrt wurde bei Patienten, die sich selbst aufgegeben haben, eine rapide Verschlechterung des Gesamtzustandes beobachtet. Langzeituntersuchungen an HIV-positiven Patienten zeigten außerdem, dass beispielsweise die natürlichen Killerzellen, eine Untergruppe der weißen Blutkörperchen, eine höhere Toxizität und Aktivität aufwiesen.

Selbstwirksamkeit

Wer sich als selbstwirksam empfindet, ist der Überzeugung, dass er das, was er tun will, auch hinbekommt. Er besitzt Vertrauen in sich selbst. Das klingt erst einmal sehr verwandt mit dem Optimismus. Doch glaubt der Optimist ganz allgemein an ein gutes Ende aller Dinge. Bei der Selbstwirksamkeit liegt der Schwerpunkt auf dem Glauben an die eigene Fähigkeit, das gute Ende selbst herbeiführen und entsprechend Lösungen finden zu können. Beide zusammen sind eng verwandt mit Resilienz, der Fähigkeit, Krisen und schwierige Situationen zu meistern. Nur liegt bei Resilienz das Vertrauen auf sich selbst und darauf, dass auf Dunkelheit auch wieder Licht folgt. Der amerikanische Medizinsoziologe Aaron Antonovsky meint dazu, dass je ausgeprägter ein Mensch der Überzeugung sei, sein Leben zu verstehen und Anforderungen erfolgreich zu begegnen, umso stabiler sei seine Gesundheit. Das bestätigte auch ein Experiment mit AIDS-Kranken. Patienten mit einer hohen Selbstwirksamkeit wiesen eine geringere Konzentration von HIV-Viren im Blut auf, weniger stark ausgeprägte AIDS-Symptome und eine geringere Sterblichkeitsrate als Erkrankte, die nicht so sehr an ihre Selbstwirksamkeit glaubten.[60]

Den Begriff »Selbstwirksamkeit« prägte der kanadische Psychologe Albert Bandura; er machte sie an folgenden Punkten fest:

> Das Vertrauen sich selbst gegenüber. Wer auf eigene Erfolge zurückblicken kann, hat sich bewiesen, dass er mit Herausforderungen klarkommt.

> Die Beobachtung, dass andere mit den gleichen Fähigkeiten erfolgreich sind. Das motiviert und stärkt wiederum, selbst Schwierigkeiten meistern zu können.

> Das entgegengebrachte Vertrauen anderer, das die Selbstwirksamkeit beflügelt (Zweifel bewirken genau das Gegenteil). Man strengt sich sogar noch mehr an. Allerdings sollte man niemandem unrealistische Fähigkeiten zuschreiben: Bei wiederholtem Misserfolg demotiviert das.

> Das Wissen um Möglichkeiten, mit denen sich Angst oder Stress im entsprechenden Moment abbauen lassen, etwa mit Selbstberuhigungs- oder Entspannungsmethoden.

Sich-eingebunden-Fühlen

Menschen haben ein angeborenes Bedürfnis, enge und von intensiven Gefühlen geprägte Beziehungen zu Mitmenschen aufzubauen. Wer soziale Unterstützung erlebt, fühlt sich zugehörig, sicher und geborgen. Das verleiht enorme mentale Stärke, sodass sich in psychisch belastenden Situationen gute soziale Bindungen stimulierend auf die erworbene Immunität auswirken. In diesem Zusammenhang wurde auch der »Roseto-Effekt« bekannt. Seinen Namen erhielt er von einem kleinen Ort im US-Bundesstaat Pennsylvania, mit dem sich Mediziner in den 1960er-Jahren zu beschäftigen begannen. Warum? Weil die Einwohner Rosetos nur halb so häufig an Herz-Kreislauf-Erkrankungen starben als andere Bürger in den USA. Und das, obwohl die Einwohner Rosetos vor allem in einem Steinbruch, die Frauen in einer Näherei arbeiteten und sie es liebten, abends üppig zu essen. Was sie allerdings von den anderen abhob, war ihr starkes Gemeinschaftsgefühl. Fast alle Menschen kamen aus dem gleichen Städtchen in Italien, und in der Fremde waren sie zusammengerückt. Sie lebten in ihren Häusern zum Teil mit drei Generationen, trafen sich in Vereinen und besuchten zusammen die sonntägliche Messe. Das ließ ein tiefes Gefühl von Geborgenheit entstehen.[61] Kein Wunder, dass Menschen, die zu Einsamkeit neigen, häufiger krank sind und sich selbst die Schuld für ihre Einsamkeit geben. Sie glauben, ihre Probleme seien unlösbar und ihre Zukunft hoffnungslos, dabei will ihnen das Einsamkeitsgefühl nur zeigen, dass sie nach dem suchen sollten, wonach sie sich sehnen – und zwar indem sie die Initiative ergreifen und auf andere zugehen.

Positive Emotionen

Gefühle von Freude, Zuversicht und Stolz haben nicht nur Auswirkungen auf schnellere Heilungserfolge nach Verletzungen oder Operationen, sondern auch auf die Effektivität und

Regulierung des Immunsystems: Positive Emotionen wie Dankbarkeit, Fürsorge oder Liebe begünstigen einen harmonischen Herzrhythmus, negative dagegen »stressen« das Herz und beeinträchtigen die Gehirnaktivität und das Immunsystem, wie auch eine Studie des kalifornischen Institute of Heart Math herausfand: Das gesamte System arbeitet nicht mehr so effektiv, Infektionen werden nicht mehr so schnell erkannt und bekämpft.

Und: Schon das Anschauen eines lustigen Videos bewirkt einen Anstieg der am Immunsystem beteiligten Zellen. Deswegen ist Lachen nicht nur ein gutes wie günstiges Mittel, um die Stimmung zu heben, sondern auch, um das Immunsystem zu stärken. Diplom-Psychologe Michael Titze erklärt gegenuber der *Apotheken-Umschau:* »Wenige Minuten, nachdem wir intensiv gelacht haben, stellt sich im Körper eine anhaltende Entspannungsphase ein.« Der Blutdruck sinke und Stresshormone wie Cortisol würden abgebaut, so der Psychologe. Das Gleiche gilt für das Meditieren.[62] (Eine Anleitung dazu siehe Seite 136).

Natürliche Booster, die das Immunsystem stärken

Neben psychischen Aspekten gibt es Vitalstoffe, die Ihr Immunsystem stärken. Beginnen wir bei dem naheliegendsten: bei Vitamin C.

Der Immunschutzschild Vitamin C ist in Zitrusfrüchten enthalten, in Kohl, Stachelbeeren und Hagebutten. Empfohlen wird ein Bedarf von mindestens 100 Milligramm pro Tag, wobei Tierärzte in Zoos den Primaten, mit denen der Mensch zu 99,6 Prozent genetisch übereinstimmt, die 40-fache Dosis dieser vorgeschriebenen Menge verabreichen, um deren Immunabwehr, Reproduktionsfähigkeit und Gesundheit zu stärken.

Außerdem entdeckten Wissenschaftler der Universität Tübingen, dass hoch dosiertes Vitamin C das Zellwachstum von schwarzem Hautkrebs unterbindet, und wurden dafür 2014 mit dem Dr.-Wolfgang-Hevert-Preis ausgezeichnet.[63] Daher mein Rat: Vor allem im Winter, in der Zeit der Erkältungskrankheiten, den Vitamin-C-Haushalt auf 5000 Milligramm pro Tag hochfahren.

Auch Zink ist ein wirkungsvoller Immunbooster und ein wichtiges Spurenelement, das häufig zu niedrig dosiert im Körper vorkommt. Dabei ist es an mehr als 400 verschiedenen biochemischen Reaktionen beteiligt. Fehlt Zink, laufen 400 Prozesse im menschlichen Organismus auf Sparflamme: Das Spurenelement besitzt eine zentrale Aufgabe beim Aufbau von körpereigenem Eiweiß, zusätzlich optimiert es das Immunsystem. Der körpereigene Eiweißspiegel sollte hoch sein, damit genügend essenzielle Aminosäuren ins Immunsystem eingebaut werden können. Zusätzlich benötigen wir reichlich Zink. Denn erst Zink verwandelt mit der Nahrung aufgenommenes Eiweiß in körpereigenes Eiweiß um. Das renommierte Cochrane-Institut bestätigt, dass mindestens 75 mg Zink, bei den ersten Anzeichen einer Erkältung eingenommen, deren Dauer signifikant verkürzt. Außerdem reduziert die vorbeugende Zinkeinnahme insgesamt die Erkältungshäufigkeit, da Zink spezielle Immunzellen direkt auf potenzielle Krankheitserreger ausrichtet.[64]

Doch zurück zum Eiweiß. Mit einem Gesamt-Eiweißspiegel über 7,7 g/dl beginnt das Leben! Bei den meisten Menschen messen wir deutlich tiefere Werte. Um von einem tief normalen Eiweißspiegel (6,6 mg/dl) auf einen hoch normalen (8,6 mg/dl) Eiweißspiegel zu kommen, können bei regelmäßiger Eiweißeinnahme bis zu 18 Monate vergehen. Beginnen Sie, Eiweiß pur – mit möglichst wenig Fett – zu essen, und die Aminosäuren werden sofort in körpereigene Vitalstoffe umgewandelt. Der Lohn: Ihre Lebensfreude steigt, Energie und Dynamik nehmen zu. Sie sind rundum fitter! Allerdings nur, wenn die Depots nicht leer sind. Sind sie leer oder fast ausgeschöpft, ist eine konzentrierte Aufnahme von essenziellen Aminosäuren nötig. Und das schaffen wir dann nur über Nahrungsergänzungsmittel. Ich empfehle, ein bis zwei Eiweiß-Shakes täglich, auch einmal anstelle einer Mahlzeit, einzunehmen. Ein Verzeichnis geeigneter Produkte finden Sie im Anhang.

Vitamin D stärkt das Immunsystem. Vitamin D ist eigentlich kein Vitamin, sondern ein Hormon. Nur mit genügend Sonneneinstrahlung kann es in unserer Haut gebildet werden. Oder indem wir einen Löffel Lebertran zu uns nehmen, denn auch in diesem aus der Leber von Dorsch oder Kabeljau produzierten Öl ist Vitamin D enthalten. Allerdings schmeckt das alles andere als lecker! Um genügend Vitamin D zu produzieren, reicht in unseren Breiten die Sonneneinstrahlung speziell in den Wintermonaten meist nicht aus. Und selbst im Sommer messe ich bei meinen Patienten häufig einen Vitamin-D-Mangel. Das liegt auch an unserem Lebensstil: Viel zu wenig Zeit verbringen wir im Freien, wir verwenden Tagescreme mit Lichtschutzfaktor, und die Haut ist zum Schutz möglichst bedeckt, wenn wir nach draußen gehen. Das verhindert selbst im Sommer häufig eine ausreichende Produktion.

Einer meiner Patientinnen, einer Ordensschwester, gebe ich deshalb sogar im Sommer Vitamin D. Auch bei Patienten aus Dubai messe ich oftmals zu niedrige Vitamin-D-Spiegel im Blut, da sich diese am liebsten in klimatisierten Räumen aufhalten und Blässe dort als nobel gilt. Grundsätzlich ist es sinnvoll, moderat mehr Sonnenbäder zu genießen und im Winter mit Vitamin-D-Einnahme unter anderem einer Grippeerkrankung vorzubeugen. Darüber hinaus halbieren hohe Spiegel das Risiko, an Dickdarmkrebs, multipler Sklerose und Diabetes

Typ 1 zu erkranken. Beim Alterszucker verbessert ein hoher Vitamin-D-Spiegel die Sensibilität des Rezeptors für Insulin. Zusätzlich senkt er das Schlaganfall- und Herzinfarktrisiko, hemmt das Tumorwachstum und die Bildung von Metastasen.

Die Deutsche Gesellschaft für Ernährung (DGE) empfiehlt täglich eine Vitamin-D-Menge von 800 IE. IE ist die Abkürzung von Internationaler Einheit und besagt bei Vitamin D3 zum Beispiel, dass eine IE 0,025 µg Vitamin D3 sind. Dem weltweit bekanntesten Vitamin-D-Forscher Prof. Cedric Garland ist eine Dosis von 800 IE Vitamin D viel zu wenig. Der Experte, der am Krebsforschungszentrum der Universität von San Diego arbeitet, meint, dass zwei der gefährlichsten Krebsarten – Brustkrebs und Darmkrebs – so gut wie verhindert werden könnten, indem wir den Vitamin-D-Spiegel in der Bevölkerung erhöhen.[65] Ich empfehle meinen Patienten mindestens 3000, besser noch 5000 Einheiten einzunehmen, um ihr Immunsystem zu stärken und Krankheiten vorzubeugen.

NACHTRAG

Gegen Krankheit ist ein Kraut gewachsen

Wie Sie sehen, können Sie vielen Krankheiten gezielt vorbeugen. Und als Präventions-Mediziner sehe ich den Beruf des Arztes als Betreuer der Gesunden und nicht als Behandler von Kranken. Daher beginnt Vorsorge für mich beim Ermitteln des eigenen Status quo, was Aminosäuren, Mineralien, Vitamine und Spurenelemente anbelangt, mithilfe eines ausführlichen Bluttests. Dieser Test ist die beste Methode, um unerkannte Defizite aufzudecken. Nur dann kann man gezielt die Achillesferse heilen. Das Wissen wäre vorhanden, hat sich aber leider noch nicht in der »seriösen« Schulmedizin durchgesetzt. Mein Appell an meine ärztlichen Kollegen, die so gerne Medikamente verordnen: »Die chemischen Substanzen kann man ja immer noch aufschreiben, falls die Ansätze der sanften Medizin versagen.« Die Erfahrung lehrt jedoch: Viele Präparate werden überflüssig, wenn man sich zunächst um diese essenziellen Substanzen kümmert. Leider dauert es oft lange, bis sich neue wissenschaftliche Ansätze durchsetzen.

»Es dauert nicht 30, sondern 60 Jahre, bis sich neue wissenschaftliche Ansätze durchsetzen. Denn nach den Professoren müssen erst noch ihre Schüler sterben.«

Max Planck

In unserem speziellen Fall erfahren wir noch mehr Gegenwind, da diese Methode gegen die wirtschaftlichen Interessen einer starken Pharmaindustrie und -lobby geht. Niemand könnte das Fundament dieser essenziellen Medizin ernsthaft widerlegen, wenn er sich mit den Zusammenhängen einmal beschäftigt hat. Leider werden diese Erkenntnisse bar jeder Kenntnis – aber darum umso vehementer – verurteilt. Umgekehrt würde ich die Methoden der Schulmedizin nicht zwangsläufig ablehnen. Denn auch sie kann Segen spenden. In meiner Therapie bin ich beispielsweise glücklich, bei einer Lungenentzündung auf Antibiotika zurückgreifen zu können. Bei einer durchgebrochenen Blinddarmentzündung sind sowohl der versierte Chirurg als auch der Anästhesist willkommene Lebensretter. Darum propagiere ich eine gesunde Mischung aus »sowohl als auch«.

Auch wenn ich mit meiner Methode im Gespräch mit den Hardlinern unter meinen Kollegen auf Granit beiße, so geben mir andere Kollegen recht – besonders wenn es sie selbst einmal erwischt. Nach Erscheinen meines Buches *Erschöpfung und Depression – Wenn die Hormone verrücktspielen* etwa wurde ein depressiver Chefarzt der Neurologie bei mir als Patient vorstellig, weil er »so einen Müll wie die Psychopharmaka« nicht schlucken wollte. Auch ein Psychotherapeut, dem der Zusammenhang zwischen gehirnaktiven Aminosäuren und Antriebshormonen sehr schlüssig vorkam, schickte seinen unter Prüfungsstress leidenden Sohn vorbei. Insgesamt nimmt der Anteil der Ärzte unter meinen Patienten auffallend zu. Und Tausende von Behandelten sprechen ebenfalls für den Erfolg meiner Methode – darunter viele Leistungssportler, Führungskräfte, Manager und Prominente. Sie reisen zum Teil aus Tokio, den USA oder Dubai an. Ebenso kommen ganz normale Menschen aus Deutschland, der Schweiz und Österreich zu mir in die Praxis nach Salzburg, weil sie sich einfach für Gesundheit interessieren oder weil sie sich schlapp und müde fühlen. Sie ahnen ja gar nicht, wie viele Menschen ständig unter ihrem Potenzial bleiben, nur weil einige banale, aber lebenswichtige Stoffe fehlen. Diesen Mangel gilt es mit natürlichen Stoffen auszugleichen.

Für besonders stressgeplagte Patienten, die ganz schnell Hilfe brauchen, habe ich eine besondere Infusionsmischung zusammengestellt, die alle essenziellen Substanzen enthält, die der Körper unter Stress vermehrt abbaut. Das sind zum Beispiel die gehirnaktiven Aminosäuren, aus denen das Gehirn die Antriebs- und Glückshormone Dopamin, Noradrenalin und Serotonin herstellt. Darin enthalten sind genau die Vitamine und Spurenelemente, die den (Gehirn-)Stoffwechsel optimieren. Die Patienten fühlen sich danach regelmäßig wieder wie frisch aufgeladen und fit für neue Herausforderungen. Für mich persönlich ist die Verabreichung natürlicher lebenswichtiger Stoffe per Infusion auch eine relativ neue Entdeckung, die mich immer wieder begeistert, zeigt sie doch, wie schnell sich dadurch bestehende Defizite ausgleichen lassen.

Frauenärzte sind sonst die Einzigen, die zum Beispiel ein Eisendefizit bei Schwangeren per Infusionen ausgleichen, wenn es einfach schneller gehen soll. Von einem oral verabreichten Eisenpräparat nimmt der Körper nämlich nur 3 Prozent auf, bei einer Infusion 100 Prozent. Meinen Patienten erkläre ich das so: Die orale Substitution ist der Espresso-Löffel, die Infusion die Suppenkelle. Gerade bei schon vorhandenem Leidensdruck empfehle ich die Suppenkelle. Ich habe nicht nur spezielle Infusionen gegen Stress, sondern auch zur Entgiftung (Detox), zur Entsäuerung oder zur vermehrten körpereigenen Wachstumshormonproduktion (HGH) entwickelt. Natürliches HGH ist der stärkste bekannte physiologische Jungbrunnen: Es bremst die abbauenden Alterungsprozesse aus. Kein Wunder, dass dieses Hormon gerade in den USA alternden Hollywood-Stars häufig gespritzt wird. Das lehne ich jedoch ab. Nicht das fertige Hormon zu spritzen, sondern die natürliche, körpereigene Produktion zu unterstützen, das ist meine Devise.

Was mich allerdings immer wieder verwundert, ist, dass so mancher Hausarzt gedanklich große Schwierigkeiten hat, meinen weiter entfernt wohnenden Patienten diese Infusionen zu verabreichen. Da schreibt er lieber Hormone und Pharmazeutika auf, weil er sich bei den wirklich wichtigen essenziellen Substanzen selten auskennt und diesen oft hilflos und ablehnend gegenübersteht. Vielleicht können Sie ja den Blick Ihres Arztes schärfen?

Ansonsten gilt: Stress durch geplante »Auszeiten«, Meditation und Ausdauerbewegung, so gut es geht, zu kompensieren, sich eiweiß- und vitalstoffreich zu ernähren und dem negativen Kopfkino Paroli zu bieten. Unterschätzen Sie die Macht der Gedanken nicht! In diesem Sinne wünsche ich Ihnen eine starke, lebendige und erfüllte Zukunft!

Produkte, die ich meinen Patienten empfehle

Eines vorab: Wenn wir von Nahrungsergänzungen (NEM) sprechen, dann sind diese vom Gesetz her zu niedrig dosiert. Besser sind hier die sogenannten bilanzierten Diäten. Dieser Fachbegriff ist etwas verwirrend. Es sind praktisch Nahrungsergänzungen, nur höher dosiert. Bilanzierte Diäten müssen im Gegensatz zu NEM über Studien ihre Wirksamkeit nachweisen.

Wer sich richtig fit fühlt, vor Kraft strotzt und gar nicht

weiß, wohin mit seiner Energie, dem muss man sicherlich nichts empfehlen. Seltsamerweise fragen aber genau diese Menschen, was sie unternehmen können, um dieses begehrten Zustand zu halten.

Generell empfehlenswert ist:
Sanaponte Immun Abwehr, (bilanzierte Diät) das sind hoch dosierte »Nervenvitamine«, Mineralstoffe und Spurenelemente. Wichtig bei erhöhter (beruflicher) Belastung, leichteren Gedächtnis- und Konzentrationsstörungen sowie Infektanfälligkeit.

Sanaponte Mental Fit, es enthält zusätzlich zu den oben genannten Stoffen die gehirnaktiven Aminosäuren zur Optimierung des Gehirnstoffwechsels. Sie werden bei starker psychischer Belastung vermehrt verbraucht – mit einer Ausnahme: Das Tryptophan ist nicht enthalten, da man diese Aminosäure nicht ohne Weiteres einnehmen sollte, wenn bereits Psychopharmaka (SSRI) eingenommen werden – und das ist häufiger, als die Allgemeinheit glaubt. Ich kombiniere diese Aminosäure dennoch mit Psychopharmaka, jedoch nicht ohne vorherige Messung.

5 HTP (Tryptophan) bei starker psychischer Belastung, wenn noch keine Psychopharmaka eingenommen werden. Dosierung 50 mg mittags, 100 mg abends. Tryptophan wirkt übrigens ein- und durchschlaffördernd, da es nicht nur für die Serotonin-, sondern auch für die Melatoninproduktion notwendig ist. Damit ist Tryptophan das natürlichste Schlafmittel. Es wirkt ein- und durchschlaffördernd.

Sanaponte Vitamin D3 + K2 mindestens 3000–5000 I.E täglich, also 3 x 1 Kapsel jeweils morgens, mittags, abends. Im

Winter zwingend erforderlich, wenn Sie nicht in Südafrika oder Südostasien überwintern. Auch im Sommer messen wir bei vielen Menschen Defizite, die von 9.00 bis 17.00 Uhr im Büro sitzen.

Sanaponte Magnesium 2 x 1 Beutel in Wasser auflösen und nach den Mahlzeiten trinken, besonders bei Migräne, Tinnitus, Hörsturz, Muskelkrämpfen und Leistungsabfall. Reines Magnesiumcitrat ohne künstliche Farb- und Geschmacksstoffe.

Sanaponte Selen 1 x 1 Kapsel (200 µg) morgens, nüchtern. Wer über 75 kg wiegt, nimmt 2 Kapseln. Wichtiges Antioxidans, Entgifter, Krebsschutz.

Sanaponte Arginin 3 x 2 Kapseln zur Verbesserung der Durchblutung, Senkung des Blutdrucks, zum Abbau des Stresshormons Cortisol, Reparatur von Blutgefäßen.

Bei bereits höherem (stressbedingten) Leidensdruck:
Burnout-Infusion nach Dr. Spitzbart. Darin enthalten sind die hoch konzentrierten Aminosäuren plus deren Katalysatoren zum Einbau in den Gehirnstoffwechsel. Fünf Infusionen sind empfehlenswert, um einen schnellen Energieschub herbeizuführen. Wenn die Akkus schon spürbar leer sind, werden circa zehn Infusionen benötigt, um die Burnout-Spirale abzuwenden. Da es sich ausschließlich um essenzielle Substanzen handelt, sind diese Infusionen kein Medikament. Jeder Arzt, aber auch Heilpraktiker darf diese Infusion darum verabreichen.

DANKSAGUNG

Ich danke all meinen Patienten, die genau wie ich den Wert der essenziellen Medizin erkannt haben und durch eigenes Erleben überzeugte Botschafter dieser sanften Art der Medizin geworden sind. Gemeinsam können wir es schaffen, die Medizin deutlich besser zu machen und auch der Gesundheit zu einer eigenen Lobby zu verhelfen.

Nicht genug kann ich meiner innig geliebten Frau Marion danken, die stets an meiner Seite ist. Wenn zwei Herzen im gleichen Takt schlagen, zwei Seelen auf gleicher Höhe schwingen, wenn sich Ziele und Werte decken, verdoppelt sich die Intensität aller gemeinsam erlebten schönen Momente. Das Leben ist superschön mit dir!

Danke auch an meine vier plus zwei Kinder, um die ich mir glücklicherweise keine Sorgen machen muss. Euer Erfolg bereitet mir große Freude. Leben heißt, Herausforderungen anzunehmen und Verantwortung zu übernehmen. Da seid ihr alle sehr gut unterwegs. Ich bin stolz auf euch!

LITERATURLISTE UND QUELLENANGABE

Bartens, Werner: »Das Dilemma der Diagnose«, in: *Süddeutsche Zeitung* 19.06.2015, auch unter http://www.sueddeutsche.de/gesundheit/arzt-patienten-verhaeltnis-das-dilemma-der-diagnose-1.2538084

Binswanger, Mathias, Interview in: Jäggi, Simon: »Ist unser Gesundheitswesen pervers?« in: *Tageswoche,* 05.03.2015, auch unter: http://www.tageswoche.ch/de/2015_10 schweiz/ 682133

Blech, Jörg: »Geheimnis der Gesundheit«, in: *DER SPIEGEL* 40 (2009), auch unter: http://www.spiegel.de/spiegel/print/d-67036870.html

Blech, Jörg: *Die Krankheitserfinder. Wie wir zu Patienten gemacht werden,* Fischer 2004

Bruker, Max Otto: *Cholesterin – der lebensnotwendige Stoff,* emu-Verlags- und Vertriebsgesellschaft Ernährung-Medizin-Umwelt, 2011

Campbell, Colin/Campbell, Thomas: *China Study. Die wissenschaftliche Begründung für eine vegane Ernährungsweise,* Verlag Systemische Medizin, 2011

Corssen, Jens: *Ich und die anderen. Als Selbst-Entwickler zu gelingenden Beziehungen,* Argon Balance, 2014

Ders.: *Das Einmaleins der Skepsis,* Berlin Verlag, 2009

Ders.: *Krank durch Früherkennung,* Riva, 2015

Duwe, Silvio: »Das Geschäft mit der Alminium-Angst«, in: *SPIEGEL ONLINE,* 16.03.2015, auch unter: http://www.spiegel.de/gesundheit/diagnose/aluminium-in-impfstoffen-das-geschaeft-mit-der-angst-a-1022792.html

Frank, Gunter: *Schlechte Medizin. Ein Wutbuch,* Albrecht Knaus, 2012

Gigerenzer, Gerd: *Risiko. Wie man die richtige Entscheidung trifft,* btb, 2014

Grill, Markus: »Alarm und Fehlalarm«, in: *DER SPIEGEL* 17 (2009), auch unter: http://www.spiegel.de/spiegel/print/d-65089115.html

Grill, Markus: »Der Pharma-Skandal« in: *Stern,* Ausgabe 18.11.2005, auch unter: http://www.stern.de/wirtschaft/news/ratiopharm-der- pharma-skandal-3290802.html

Han, Byung-Chul: *Müdigkeitsgesellschaft,* Mathhes & Seitz, 2010 (4. Aufl.)

Herder, Birgit: »Krank getestet«, in: *Süddeutsche Zeitung* 05/06.01.2015, auch unter: http://www.sueddeutsche.de/gesundheit/eierstockkrebs-frueherkennung-krank-getestet-1.2289437

Koller, Christine/Rieß, Stefan: *Jetzt nehme ich mein Leben in die Hand,* Kösel, 2009

Koller, Christine/Mol, Katarzyna (Hrsg.): *Das Coaching-Handbuch: In mir steckt noch viel mehr,* Kösel, 2011

Lubbadeh, Jens: »Dänische Forscher erhärten Zweifel an Brustkrebs-Vorsorge«, in: *SPIEGEL ONLINE,* 24.03.2010 unter: http://www.spiegel.de/wissenschaft/medizin/daenische-studie-forscher-erhaerten-zweifel-an-brustkrebs-vorsorge-a-685414.html

Meckel, Miriam: *Briefe an mein Leben,* Rowohlt, 2010 (5. Aufl.).

Miketta, Gaby: »Wie die Seele den Körper heilt«, in: *Focus Magazin* 38 (2003), auch unter: http://www.focus.de/gesundheit/news/medizin-wie-die-seele-den-koerper-heilt_aid_195318.html

Mutter, Joachim: *Gesund statt chronisch krank!*, Natura Viva, 2009

Naish, John: *Hypochondrie kann tödlich sein*, Rowohlt, 2005

Nuber, Ursula: »Sei nachsichtig! Mit dir selbst!«, in: *Psychologie heute* 9 (2011)

Sachse, Katrin: »Das Geheimnis des Ichs«, in: *Focus Magazin* 11 (2005), auch unter: http://www.focus.de/wissen/natur/psychologie-das-geheimnis-des-ich_aid_208555.html

Schönberger, Birgit: »Nichtstun – die unverzichtbare Strategie für Vielbeschäftigte«, in: *Psychologie heute* 5 (2015)

Schweisfurth, Georg: *Nachhaltig leben für alle: Bewusster essen, kaufen, reisen, wohnen*, Irisiana, 2015.

Spitzbart, Michael: *Erschöpfung und Depression: Wenn die Hormone verrücktspielen*, Kösel, 2012

Tank, Michael: *Impfen oder nicht – was tun? Ein Ratgeber für verantwortungsbewusste Eltern*, Igelsburg 2011

Unger, Hans-Peter/Kleinschmidt, Carola: *Bevor der Job krank macht*, Kösel, 2009 (5. Aufl.)

Vasek, Thomas: *Job-Life-Bullshit*, Goldmann, 2015

Verfasser unbek.: »Die neue Seelenmedizin«, in: *Focus Magazin* 30 (2011)

WDR: Quarks & Co.: »Wem nützt Krebsvorsorge?«, Sendung mit Binswanger, Mathias am 01.04.2014

Wittig, Frank: *Die weiße Mafia*, Riva, 2013

Zentrum der Gesundheit: *Quecksilber greift das Herz an, Was ist Amalgam? Grippeimpfungen und die Nebenwirkungen, Autoimmunerkrankung durch Impfung, Impfen verursacht Nervenschäden.*

Zinkant, Kathrin: »Die Tücken der Bilanz«, in: *Süddeutsche Zeitung*, 05.06.2015, auch unter: http://www.sueddeutsche.de/gesundheit/mammografie-tuecken-der-bilanz-1.2504049

Websites

www.sanaponte.de (Bezugsquelle)
www.dr.spitzbart.com

ANMERKUNGEN

Quellenangaben, sofern nicht mit hochgestellten Ziffern versehen und innerhalb dieser Anmerkungen aufgeführt, finden sich alphabetisch geordnet im Literaturverzeichnis.

1. zit. in: www. gesundheitlicheaufklaerung.de vom 05.05. 2010
2. Studie aus *Nature* zit. in: Verf. unbek. »US-Studie: Jeder dritte Forscher mogelt«, *SPIEGEL ONLINE*, 08.06.2005
3. Zylka-Menhorn, Vera: »Forschungsbetrug: Jeder Dritte ist unredlich«, in: *Deutsches Ärzteblatt* 2005; 102(26): A-1853 / B-1567 / C-1475
4. »Carl Sprengel«, unter: http://www.chemie.de/lexikon/Carl_Sprengel.html (Stand 31. 08. 2015)
5. Verf. unbek: »Was taugt Krebsvorsorge?«, Titel aus Viva 03/04 (2015)
6. McDougall in: Campbell/Campbell (2011)
7. ebenda
8. Binswanger, in: Jäggi, 05.03.2015
9. Art. »Desease Mongering«: unter: https://de.wikipedia.org/wiki/Disease_Mongering (Stand 31.08.2015)
10. Studie, zit. in: Grill 17 (2009)

11. Hollrichter, Karin: »Darmkrebs: Was die Früherkennung bringt«, in: *bild der wissenschaft,* 19.02.2013
12. Studie, zit. in: Grill 17 (2009)
13. ebenda
14. Neubauer, Katrin: »Nicht ohne Vertrag«, in: *Süddeutsche Zeitung,* 12.02.2014
15. Binswanger, in: Jäggi, 05.03.2015
16. zit. in: Verf. unbek. »Arzneimittel sind eine häufige Fehlerquelle«, in: *DAZ.online, Das Internetportal der Deutschen Apotheker Zeitung,* 30.03.2015
17. ebenda
18. Brett A. Lenart/Dean G. Lorich/Joseph M. Lane: »Atypical Fractures of the Femoral Diaphysis in Postmenopausal Women Taking Alendronate«, in: *New England Journal of Medicine* 03 (2008), Vol. 358: 1304-1306
19. Schilcher, Jörg/Michaëlsson, Karkl/Aspenberg, Per: »Bisphosphonate Use and Atypical Fractures of the Femoral Shaft«, in: *New England Journal of Medicine* (2011); Vol. 364 (18): 1728
20. zit. in: Verf. unbek. »Knochenbrüche durch Osteoporose-Medikamente«, in: *Zentrum für Gesundheit,* 15.06. 2015, unter: http://www.zentrum-der-gesundheit.de/osteoporose-medikament.html
21. Ridker, Paul M. et al.: »Rosuvastatin to Prevent Vascular Events in Men and Women with Elevated C-Reactive Protein«, in: *New England Journal of Medicine* (2008); Vol.: 359:2195
22. zit. in: Blech, Jörg »Selbstheilende Herzen«, in: *DER SPIEGEL* 11 (2012), auch unter: http://www.spiegel.de/spiegel/print/d-84339520.html (Stand 31.08.2015)
23. Wood, Richard J. et al.: »Carbohydrate Restriction Alters Lipoprotein Metabolism by Modifying VLDL, LDL, and

HDL Subfraction Distribution and Size in Overweight Men«, in: *American Society for Nutrition* 02 (2006) Vol. 136, no 2, 384–389

24. zit. in: Verf. unbek. »Zucker ist süß aber gefährlich«, in: Die Nahrung.de, unter: http://die-nahrung.de/zucker-ist-suess-aber-gefaehrlich
25. zit. in: Verf. unbek. »Burger und Pommes sind nichts für Asthmatiker«, in: *FOCUS Magazin* 20 (2010), auch unter: http://www.focus.de/gesundheit/ratgeber/asthma/news/dosiert-burger-und-pommes-sind-nichts-fuer-asthmatiker_aid_508454.html
26. Steenbergen, L./Sellaro, R./Hommel, B./Colzato, L.S.: »Tyrosine promotes cognitive flexibility: Evidence from proactive vs. reactive control during task switching performance«, in: *Neuropsychologia* 01 (2015)
27. »The effects of tyrosine on cognitive performance during extended wakefulness« unter: http://www.safetylit.org/citations/index.php?fuseaction=citations.viewdetails&citationIds[]=citjournalarticle_295864_38 (Stand 31.08.2015)
28. Lewin, N. et al.: »Socioecological variables predict telomere length in wild spotted hyenas«, in: Biology Letters 02 (2015), auch unter: http://rsbl.royalsocietypublishing.org/content/11/2/20140991
29. Kohtes, in: Koller/Mol (2011)
30. Neff, zit. in: Nuber, Ursula »Sei nachsichtig! Mit dir selbst!« in: *Psychologie heute* 9 (2011)
31. Abb. in Anlehnung an M. Asberg, aus Unger/Kleinschmidt (2009), mit freundlicher Genehmigung des Kösel-Verlags, München, in der Verlagsgruppe Random House
32. Molcho, zit. in: Sachse, Katrin »Körpersprache. Der größte Schwätzer aller Zeiten«, in: *Focus Magazin* 11 (2005)

33. Wilder, R. M.: »The effect of ketonemia on the course of epilepsy«, in: *Mayo Clinical Bulletin* 2 (1921); S. 307
34. zit. unter: http://www.joslin.org/info/diet_and_diabetes_a_personalized_approach.html (Stand 31.08.2015)
35. Lowndes, Andrew: »Exercise reduces stress: UGA scientists discover why«, in: *UGA Today,* 23.02.2015, auch unter: http://news.uga.edu/releases/article/galanin-stress-reducing-benefit
36. Corssen (2014)
37. Blech, Jörg: »Heilen mit dem Geist«, in: *DER SPIEGEL* 21 (2013)
38. zit. in: Verf. unbek. »Dossier Achtsamkeit, Gesund durch Entspannung«, in: Happinez 3 (2014)
39. Miketta (2003)
40. ebenda
41. ebenda
42. Interview unter https://www.youtube.com/watch?v=zLkT0EHI3sY (Stand 09.09.2015)
43. Interview mit Pelzig unter: https://www.youtube.com/watch?v=3zuO_Ed_KA (Stand 09.09.2015)
44. Verf. unbek.: »Glyphosat im Urin und in Getreideprodukten«, in: *Ökotest,* 13.06.2013
45. zit. in: Verf. unbek. »Quecksilber greift das Herz an«, in: *Zentrum der Gesundheit,* unter http://www.zentrum-der-gesundheit.de/quecksilbervergiftung-ia.html (Stand 04.09.2015)
46. Manoguerra AS et al.: »Iron ingestion: an evidence-based consensus guideline for out-of-hospital management.« *Clin Toxicol (Phila)* 2005;43:553-70
47. Choi, A. L./Sun, G./Zhang , Y./Grandjean, P.: »Develomental Fluoride Neutroxicity: A Systematic Review and

Meta Analysis.« *Environmental Health Perspectives.* Volume 120, Issue 10, 10 (2012)

48. Bundschuh, M./Seitz, F./ Rosenfeldt, R./Schulz, R.: »Titanium dioxide nanoparticles increase sensitivity in the next generation of the water flea Daphnia magna«, in: *PLOS ONE* (Online-Publikation der Public Library of Science), 07.11. 2012, unter: http://dx.plos.org/10.1371/journal.pone.0048956
49. Kühling, Wilfried: *Endstation Mensch. Aus dem Labor auf den Teller. Die Nutzung der Nanotechnologie im Lebensmittelsektor,* BUND, 2008, auch unter: http://www.bund.net/fileadmin/bundnet/publikationen/nanotechnologie/20080311_nanotechnologie_lebensmittel_studie.pdf
50. Blake, Heidi: »Man disabled by MMR vaccine awarded £ 90,000 after 13-year fight«, in: *The Telegraph,* 30.08. 2010, auch unter: http://www.telegraph.co.uk/news/health/news/7970315/Man-disabled-by-MMR-vaccine-awarded-90000-after-13-year-fight.html
51. Blech (2009)
52. ebenda
53. ebenda
54. Osterholm, M.T. et al.: »Efficacy and effectiveness of influenza vaccines: a systematic review and meta-analysis«, in: *The Lancet,* Published Online, 26.10.2011
55. Verf. unbek.: »Measles Mary: Geimpfte Person überträgt Masern«, in: *Deutsches Ärzteblatt,* 14.04.2014, auch unter: http://www.zentrum-der-gesundheit.de/pdf/masernimpfung-ohne-wirkung-ia-2.pdf
56. Mutter (2009)
57. ebenda
58. ebenda

59. Art. »Psychoneuroimmunologie«, unter: https://de.wikipedia.org/wiki/Psychoneuroimmunologie (Stand 09.09.2015)
60. Art. Resilienz, unter https://de.wikipedia.org/wiki/Resilienz (Stand 09.09.2015)
61. Eberle, Ute: »Zuversicht – Die heilsame Macht der Gedanken«, in: *Geo Wissen* 55 (2015)
62. zit. in: Melzer, Martina, in: *Apotheken Umschau,* 05.09. 2014
63. Venturelli S. et al.: »Epigenetic impacts of ascorbate on human metastatic melanoma cells. Frontiers«, in: *Oncology* 2014; 4: Art. 227
64. Schumacher, Beate: »Zink verkürzt die Erkältung«, in: *Ärzte Zeitung,* 16.07.2013
65. zit. in: Edwards, Kim: »Higher Vitamin D Intake needed to reduce Cancer Risk«, in: *UC San Diego News Center,* 22. 02. 2011, auch unter: http://ucsdnews.ucsd.edu/archive/newsrel/health/02-22 VitaminD.asp

Weitere erfolgreiche Titel aus der Reihe »Achtsam leben«

»Das größte aller Wunder ist es, lebendig zu sein.
Achtsamkeit ermöglicht uns,
dieses Wunder zu berühren.«
THICH NHAT HANH

Alle Bände 112 oder 128 Seiten broschiert, zweifarbig 10,5 x 17,5 cm

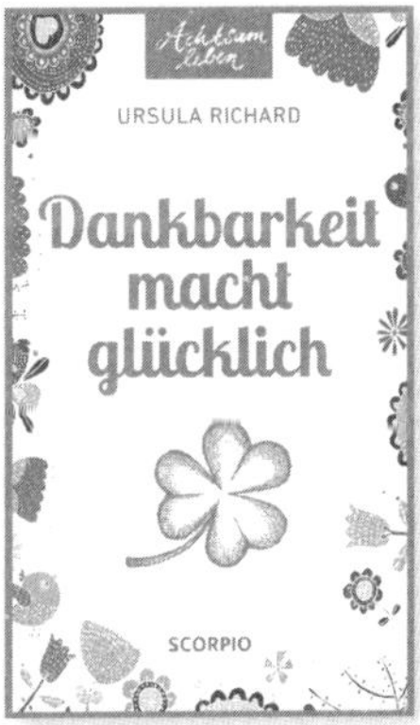

ISBN 978-3-95803-031-2

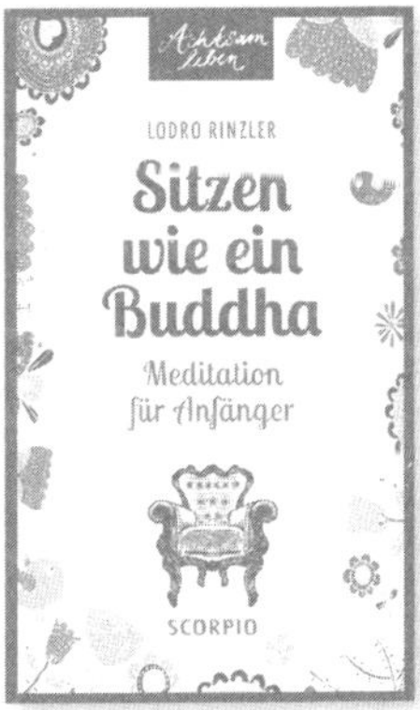

ISBN 978-3-95803-03[illegible]-9

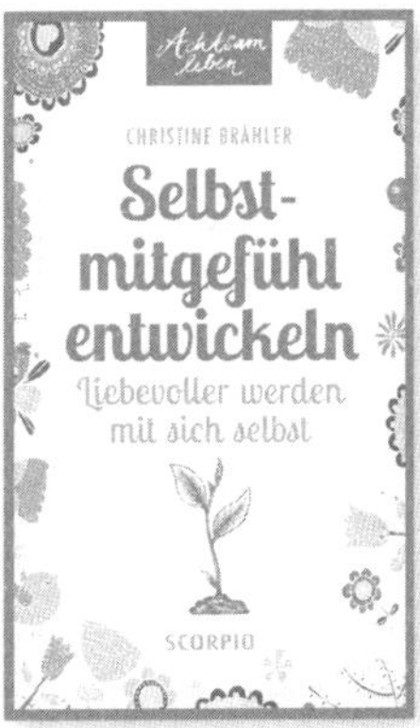

ISBN 978-3-95803-009-1

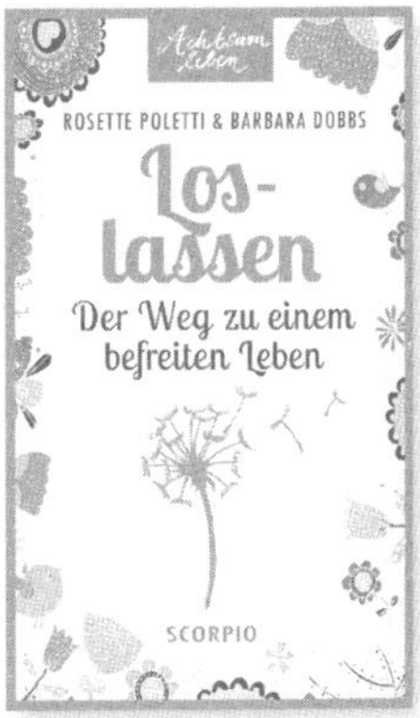

ISBN 978-3-943416-94-7

SCORPIO

Dieses Buch enthält Links zu externen Webseiten Dritter, auf deren Inhalte der Scorpio Verlag keinen Einfluss hat. Deshalb können wir für diese fremden Inhalte auch keine Haftung übernehmen. Für die Inhalte der verlinkten Seiten ist stets der jeweilige Anbieter oder Betreiber der Seiten verantwortlich. Die verlinkten Seiten wurden zum Zeitpunkt der Verlinkung auf mögliche Rechtsverstöße überprüft, rechtswidrige Inhalte waren nicht erkennbar. Bei Bekanntwerden von Rechtsverletzungen werden wir derartige Links umgehend entfernen.

Wichtiger Hinweis

Die Informationen und Ratschläge in diesem Buch wurden mit größter Sorgfalt von Autor und Verlag erarbeitet und geprüft. Alle Leserinnen und Leser sind jedoch aufgefordert, selbst zu entscheiden, ob und inwieweit sie die Anregungen in diesem Buch umsetzen wollen. Eine Haftung des Autors bzw. des Verlags für Personen-, Sach- oder Vermögensschäden ist ausgeschlossen.

MIX
Papier | Fördert gute Waldnutzung
FSC® C083411
www.fsc.org

Der Umwelt zuliebe
- produzieren wir zu über 90 % in Deutschland
- achten wir auf kurze Transportwege
- drucken wir auf Papier aus nachhaltiger Waldwirtschaft und anderen kontrollierten Quellen

13. Auflage 2025

Umschlaggestaltung: Fuchs Design, Oberhaching/München
Bildnachweis: S. 21: © Wolfgang Pfau, Baldham/München
Satz: BuchHaus Robert Gigler
Druck und Bindung: CPI, Leck
ISBN 978-3-95803-026-8

Ansprechpartner für Produktsicherheit
Europa Verlage GmbH
Monika Roleff
Johannisplatz 15, 81667 München
Tel.: +49 (0)89 18 94 733-0
E-Mail: info@europa-verlag.com
www.europa-verlag.com